经典火神派名家医案选

张存悌　张同强　主编

辽宁科学技术出版社
·沈 阳·

图书在版编目（CIP）数据

经典火神派名家医案选/张存悌，张同强主编.—沈
阳：辽宁科学技术出版社，2022.10
ISBN 978-7-5591-2597-2

Ⅰ.①经…　Ⅱ.①张…　②张…　Ⅲ.①医案—汇编
—中国　Ⅳ.①R249.1

中国版本图书馆 CIP 数据核字（2022）第 135411 号

出版发行：辽宁科学技术出版社
　　　　　（地址：沈阳市和平区十一纬路 25 号　邮编：110003）
印 刷 者：辽宁新华印务有限公司
经 销 者：各地新华书店
幅面尺寸：170 mm×240 mm
印　　张：13
字　　数：250 千字
出版时间：2022 年 10 月第 1 版
印刷时间：2022 年 10 月第 1 次印刷
责任编辑：丁　一
封面设计：刘冰宇
版式设计：袁　舒
责任校对：刘　庶　赵淑新

书　　号：ISBN 978-7-5591-2597-2
定　　价：80.00 元

联系电话：024-23284363
邮购热线：024-23284502　E-mail：syh324115@126.com

编 委 会

前 言

所谓火神派，是以郑钦安为开山宗师，以其学术观点和用药法度作为标志的学术流派。就用药法度而言，主要意味着三点：一、擅用附子；二、选方以经方为主；三、用药简练，每方多在五六味、七八味，加减不过二三味，法度谨严，决不胡乱堆砌药物，这就是经典火神派的用药风格。"论经典火神派的用药风格"一文，专门阐述其用药特色。

"中医之成绩，医案最著。欲求前人之经验心得，医案最有线索可寻，循此钻研，事半功倍"（章太炎先生语）。前贤云，"读医不如读案"，说明学习医案的重要性。为了传承、弘扬经典火神派，我们编辑了这本医案选，供读者学习、体会经典火神派的用药法度及其辨治精髓。

本书旨在传承、弘扬经典火神派，选辑了经典火神派十位著名医家吴佩衡、范中林、唐步祺、萧琢如、赵守真、戴丽三、周连三、曾辅民、黎庇留、易巨荪的精彩验案240则，大都加以评析，指明要义和用药特色，突出扶阳理路。各案共同特点：擅用附子；以经方为主；用药简练，法度谨严，每方多在五六味、七八味，同时彰显各家的独特风格。编者有意选取了少量热病、实证案例，以期全面反映火神派的临床经验。书中"论经典火神派的用药风格"一文，从理论上阐述经典火神派的用药风格和特色，以助读者学习领悟。

本书涉猎广泛，涵盖内、外、妇、儿、五官等各科；选案精严，堪为范例；编排有序，纲目清晰。不仅可以推动经典火神派的传承和发扬，而且有助于经方运用和基础理论的研究，具有较高的学术价值。适合中医界人士和中医爱好者阅读，尤其是中医院校的学生会从中受到诸多教益。

为保证质量，编者主要在选案和编排方面做了精心努力。

一、选案特点

（1）优选具有经典火神派用药风格的十位著名医家的验案，其影响和疗效在同行中名列前茅，从中可以领略各家的不同风格与特点。

（2）精选佳案。从各家医案中精选好的案例，"诸庸常者不录"。

（3）有意选取火神派创立的扶阳效方验案，旨在弘扬这些宝贵的经验成果，例如郑钦安潜阳丹、姜附茯半汤……

(4) 注重辨证或方药独到者，另出法门，启发思路。

(5) 谨慎选取了少许使用时方者，多是历世已久的名方，如补中益气汤、温脾汤等，诚然这也符合郑钦安"经方、时方俱无拘执"，以"经方为主"的原则。当然前提是这些都要体现用药简练的原则。

(6) 还选取了少量热病、实证的案例，以期更全面反映火神派的丰富临床经验。

二、编排原则

(1) 以医家为纲。总计十位，可以了解各个医家的整体风貌。

(2) 分门别类。为使纲目清楚，各家案例以内、外、妇、儿、五官科等次序排列，为节省篇幅，目录中并未标示。

(3) 标题设计。各案以病症为标题，在下面以"某某方"提示所用主方。

(4) 统一体例，认真编改。由于时代差异和记述习惯的不同，各家医案风格有异，有的过于简略，有的不无冗词。编者尽量统一体例，对原案做了一些技术性编改，主要是对冗赘的文字予以压缩，尽量让读者节省时间和精力。

(5) 精心点评，以助理解。多数案例按照编者认识，加了评议文字，立为"评析"一栏。评者，评出高明所在；析者，析明方药要义，以期对读者起到启迪作用。原案中已有按语或体会者，立为"原按"一栏保留。

本书资料大多源于书末"主要参考文献"中所列，其中除了周连三以外，各家都有专门医案集行世，特此向原作者表示衷心感谢！

最后谨向辽宁科学技术出版社寿亚荷编审、丁一编辑表示感谢！

目 录

论经典火神派的用药风格

任何一个医派都有一套自己的遣方用药风格，火神派也不例外。而且和其他医派相比，其用药法度更鲜明，更有特色。如果把金元四大家的脉案和火神派名家如吴佩衡、范中林等的医案放在一起，明眼人一眼可以认出哪个是火神派的路子，特色鲜明如此。

火神派又称扶阳派，但扶阳是个较为宽泛的概念，只要重视阳气，擅用附子就可以称之为扶阳。在扶阳的前提下，各家有各自的用药风格，或者说派内有派，例如卢门的桂枝法、四逆法，祝味菊扶阳参以温补的风格等，各家用药套路确有不同。谈到火神派，则应该指出以郑钦安为开山宗师，以其开创的理论、方药自成一系的流派，它讲究四大纲领，用药三大特色，即原原本本的火神派，编者著有《火神郑钦安》一书，可以参看。从学术发展的角度看，两个概念可以互用，因为二者都擅用附子，这是共同点；不同点主要在于是否倡用经方这一点上，火神派倡用经方，扶阳派不强调这一点。火神派必定是扶阳派，扶阳派则未必是火神派。名不正则言不顺，鉴于扶阳派、火神派互相混称的现象，我们才提出"经典火神派"的概念，以区别于泛称之扶阳派。其出发点是为了学术研究的便利与严谨，互相学习，共同提高。虽然编者推崇经典火神派，但不排斥扶阳派中好的东西，而是尽量将其吸收进来，以冀丰富经典火神派的学术内涵。

为了理解经典火神派的用药风格，先来看一则郑钦安的案例：

■清代光绪年间，成都府知府朱大人的夫人患吐血症，已经一年多，医药无效，成都府所属16个州、县，纷纷推荐当地名医来为夫人治病。或认为血热妄行，或认为阴虚火旺，或认为血虚，或认为气血两虚。举凡四生丸、六味地黄汤、生地四物汤、八珍汤、十全大补汤、归脾汤等治血套方，轮流服用，却愈医愈坏，气息奄奄。有人推荐郑钦安诊治。

但见夫人面容苍白，虽是夏季，床上还铺着皮毡，盖着丝棉大被，显得十分怕冷。舌质淡红，苔白腻。诊毕，处方四逆汤：制附子120g，炮干姜120g，炙甘草60g。

朱知府看方后瞠目结舌，此方干姜、附子都是大热之药，且量大超常，治此等吐血重症，焉有不惊之理。孰料，药后患者自觉周身凉爽，胸口舒畅，吐血竟然止住，而且吃了两小碗稀饭，患者坦途，由此而愈。

郑钦安给门人讲解说："府台夫人面容苍白无神，困倦喜卧，胸胁作胀，不思饮食，声音细微，提不起气来。虽时令已届夏至，床上犹垫皮褥，盖丝棉大被，其畏寒可知。吐出之血并非鲜红，而见乌黯黯至有小块。再观其舌质淡红，苔白腻而厚，脉现沉细。种种症状，皆是阳虚症候。"（《火神郑钦安》）

按：这个病例最能代表经典火神派风格，用的是经方，附子剂量超常，药味简净，不愧为一代宗师。

经典火神派的用药风格，最重要者有三条——擅用附子，倡用经方，用药简练。具有这种风格者，称之为"经典火神派"。

一、擅用附子，独树一帜

温扶阳气郑钦安最推崇附子，认为"热不过附子"，为热药"立极"之品。唐步祺指出：郑氏善用附子、四逆辈，化裁而治疗百余种病，是"为郑氏一生最得力处""直可说前无古人"，一语中的。后来祝味菊尊附子为"百药之长"，唐步祺推"附子为热药之冠"，李可称"附子为药中第一大将"，卢崇汉视附子为"扶阳第一要药"，都显示了对附子的推崇。祝味菊称："变更附子的毒性，发挥附子的特长，医之能事毕矣。""我用附子可任我指使，要它走哪条经就走哪条经，要它归哪一脏即归哪一脏，奥秘就在于药物的配伍与监制，引经与佐使。"由此火神派积累了附子应用的丰富经验，可以概括为广用、重用等特点，下面予以介绍。

1. 广用

仲景应用附子，以"脉微细，但欲寐"为指征，病至少阴方用；李时珍有"乌附毒药，非病危不用"之训。郑钦安则提出"凡一切阳虚诸症"均可应用，不必等到病危、病至少阴方用。凡治阴证几乎方方不离附子，认为："凡一切阳虚诸症，如少气、懒言，身重、恶寒，声低、息短，舌润、舌黑，二便清利，不思水饮，心悸，神昏、不语，五心潮热，喜饮热汤，便血、吐血，闭目妄语，口臭难禁，二便不禁，遗尿遗屎，手足厥逆，自汗，心慌不寐，危候千般难以枚举，非姜附何以能胜其任，而转危为安也乎？"（《火神郑钦安》）显然，郑氏扩大了附子的使用范围。

附子还有另一特性，即"善走诸经""无经不达，走而不守，但可为臣使，佐群药通行诸经，以斩关夺门"（《本草新编》）。张景岳曰附子："浮中有沉，走而不守，因其善走诸经，故曰与酒同功。""无所不至，为诸经引用之药。"（刘完素语）显然具有广泛的适应性。

何少奇先生总结："附子一物，可上可下，可补可攻，可寒可热，可行可止，可内可外，随其配伍之异而变化无穷，用之得当，疗效卓著，在群药中具有不可替代的作用，说它是'百药之长'是并不过分的。"

纵观火神派广用附子，主要有两种形式：

其一，直接以附子为主药，最常见者就是四逆辈。郑钦安在论述四逆汤的功能时说道："凡世之一切阳虚阴盛为病者为皆可服也。"（《医理真传·卷二》）"此方功用颇多。得其要者，一方可治数百种病。因病加减，其功用更为无穷。予每用此方救好多人，人咸目予为姜附先生。"（《医法圆通·卷四》）显然，郑氏扩展了四逆汤的应用范围。

广用四逆，化裁众方。以四逆汤合以常用方，典型如吴佩衡先生的四逆合瓜蒌薤白汤、四逆苓桂丁椒汤、四逆二陈麻辛汤、吴茱萸四逆薏苡附子败酱散、四逆五苓散、四逆当归补血汤等。

其二，在应症方剂中另加附子。火神派与经方的关系，从一定意义上说，就是锦上添花的关系。在应症方剂中加用附子，当然这首先意味着经方，它是一幅好"锦"。形象点儿说，附子的这种特性，就如同扑克牌里的"百搭"，调料中的味精，适应性广泛。因此，此法也可称之为"提鲜式"。

例如治上焦阳虚怔忡心悸，方用桂枝龙骨牡蛎汤，"再重加附子""加附子者，取其助真火以壮君火也"（《医理真传·卷四》）。请看郑氏"桂枝加龙骨牡蛎汤"组成：桂枝 30g，白芍 18g，龙骨 12g，牡蛎 12g，甘草 6g，生姜 15g，大枣 6 枚，附子 12g。在方中直接加入了附子。

治头面畏寒者，"法宜建中汤加附子，温补其阳自愈"（《医理真传·卷二》）。

鼻渊、鼻浊而流清涕者，缘由阳衰不能统摄津液，治以封髓丹加安桂、吴茱萸。"甚者，加姜、附三钱，屡屡获效"（《医法圆通·卷一》）。

两手膀背痛，因中气不足而致者，"法宜温中行气为主，如建中汤倍桂、附，补中益气汤加羌、附"（《医法圆通·卷一》）。

"余每临症，常见独恶寒身痛而不发热者，每以桂枝汤重加附子，屡屡获效"（《伤寒恒论》）。

后世火神派名家在应用温补名方补中益气汤、六君子汤、归脾汤、人参养荣汤、阳和汤、当归四逆汤时均善于加入附子，应该说都是广用附子的体现。如治阴疽名方阳和汤，祝氏嫌其温热不足，认为加入附子、磁石效果更佳，"盖此方能振奋阳气，祛寒消肿也，但方中缺乏附子，为美中不足，余每次用均加附子"。

■鹤膝风：某男，38 岁。气血不足，形瘦畏寒，面色萎黄，两膝肿大，右甚于左，两足发冷，疼痛无时，屈伸为难。舌胖苔白，脉象沉迟。证属阳气衰惫，三阴虚损，寒湿内侵，气血凝滞，为鹤膝风重症。治以补阳益阴，补气养血，温经活血通络。处方：黄厚附子 24g（先煎），黄芪 6g，人参 9g（先煎），熟地 24g（砂仁 3g 拌），当归 12g，丹参 12g，牛膝 12g，麻黄 9g，炮姜 9g，鸡血藤 18g，鹿角 9g。此方服 20 余剂，膝部肿痛逐渐减轻，下肢转温。续服 10 剂，病即逐步痊愈（祝味菊）。

▲用附子不走极端

郑钦安广用附子绝非滥用附子，而是坚持辨证，"总之，用姜附亦必究其虚实，相其阴阳，观其神色，当凉则凉，当热则热"（《伤寒恒论·太阳少阴总论》）。明明说的是"当凉则凉，当热则热""用姜附亦必究其虚实，相其阴阳，观其神色。"事实上，无论哪个流派，在倡导本派特色的同时，作为前提，都会坚持辨证论治的原则，这一点可以说是常识。因为这是中医最基本的原则，缺乎此则不称其为中医。

某中医著有《附子万能论》一书，吴佩衡阅后很不以为然："怎么说附子万能？太绝对化了。若说附子万能，这无异于否定了中医的辨证论治，不符合客观实际。"

2. 重用

郑钦安认为："阴盛极者，阳必亡，回阳不可不急，故四逆汤之分两亦不得不重。"（《医理真传·卷三》）其书中随处有"峻补坎阳""大补元阳""大剂四逆汤"之语。很多文献都记载："他常用大剂姜、桂、附等辛温燥烈之药，治愈阳虚重证而饮誉蜀中。"可以说，他擅用附子，主要的是体现在重用附子的剂量上。虽然郑氏没有留下医案，但据唐步祺先生讲，郑氏用附子常至 100g、200g……超越常规用量，可谓前无古人。能用附子也许并不难，能用超大剂量者方显胆识，人们称之为"郑火神"，也许更多的是惊叹于他所使用的超常剂量。任应秋先生曾经评价，"郑氏治疗三阴证，确是颇有盛誉，运用附子量重而准"。专门提到"运用附子量重而准"，予以肯定。

在辨证准确的前提下，投药无效，可以加量"重用多服"。如郑氏辨治口臭，"口臭一证，有胃火旺极而致者，有阴盛而真精之气发泄者……口虽极臭，无一毫火象可凭……困倦无神，二便自利，其人安静，间有渴者，只是喜饮极热沸汤。以上等形，俱属纯阴。若凭口臭一端，而即谓之火，鲜不为害。予曾治过数人，虽见口臭，而却纯阴毕露，即以大剂白通、四逆、回阳等方治之……若二三剂后，并不见减……仍宜此法重用多服，此是病重药轻，不胜其任也"（《医法圆通·卷一》）。

"大病必须大药"（萧琢如语），当大病重症之际，非寻常药量所敌，必须重剂方能奏效，否则药轻病重，可能误事。仝小林院士所谓"乱世用重典，重剂起沉疴"，而这需要胆识与历练。以善用大剂量细辛著称的河北名老中医刘沛然先生说："药量者，犹良将持胜敌之器，关羽之偃月刀，孙行者之千斤棒也。"李可先生说："你收缴了他的青龙偃月刀，他还有什么威风！"（《霹雳大医李可》）

■胃瘫：某女，28 岁。患了重度胃瘫，吃啥吐啥，只能靠打点滴静脉补充营养，体重从最初的 60kg 降到了 42kg，瘦得像个骷髅。从县里到省里一直到北京，看了 4 年病，没一个医生能治好。中国中医科学院广安门医院副院长仝小林给她开出附子理中汤。她丈夫看着方子失望地摇摇头，不止一家医院的中医开过这个方了，患者按此方已经吃过好多次药，结果都一样，照样还是吐。仝小林看出了他们的顾虑，让他们先吃三服药试试。当服到第二服药时，奇迹出现了，妻子的吐止住了。患者满腹疑惑地来找仝小林询问，同样的方子别人开为啥不见效？原来，仝教授用的附子剂量是 60g，而其他医生用量一般不超过 10g（《中国中医药报》，2010 年 1 月 28 日）。

> 按：同样的病，同样的方剂，效与不效就差在附子的剂量上，本案揭示了重用附子的价值。

■胃痛：刘某，男，57 岁。胃脘反复疼痛 6 年，胃镜检查诊为慢性萎缩性胃炎，服过多种中西药均无效。近半个月来，胃脘疼痛较剧，遇寒尤甚，口淡乏味，泛恶纳呆，神疲乏力，大便溏薄，畏寒肢冷，腰膝酸软。苔白滑而厚，舌体胖大边有齿痕，脉沉细无力，两尺不足。证系脾肾阳虚，中焦失和，升降反常。治当温补脾肾，和中健胃，桂附理中汤加味：制附子 30g（先煎），肉桂粉 10g（另包，冲），炮姜 20g，炒白术 15g，苍术 15g，高良姜 15g，砂仁 15g，姜半夏 20g，吴茱萸 10g，茯苓 15g，炙甘草 10g。7 剂，每日 1 剂，水煎服。

二诊：胃脘疼痛显著缓解，泛恶已瘥，食欲改善，大便转实，仍神疲乏力，畏寒，舌苔已退，无滑象，舌尚胖大而边有齿痕，脉息如前。原方肉桂粉改 15g，制附子改 100g（先煎），炮姜改 30g，吴茱萸改 15g。7 剂。

三诊：脘痛等症消失，食欲复原，大便正常。因余氏出差，患者持处方到药店购药，药店以附子等剂量过大不敢售给，后在患者一再要求下，将附子、肉桂等按一般用量配了3剂，服之无效。近日又感胃脘部闷闷疼痛，口淡纳少，神疲乏力，形体畏寒，腰酸肢冷。苔薄白，舌淡红，边有齿痕，脉细两尺不足。上方制附子改120g，炮姜改30g，加杜仲20g，淫羊藿30g，炙黄芪30g，7剂。

四诊：脘痛已止，食欲正常，形体畏寒及神疲乏力明显改善，手足温暖，舌淡红，苔薄白，脉细但有力。上方附子改140g，再进7剂，诸症完全消失。尔后间断服用此方月余。3个多月后复查胃镜，已恢复正常。随访一年多无复发（余天泰）。

按：考慢性萎缩性胃炎的中医辨证，大多从脾胃虚弱、肝胃阴虚、肝胃不和、肝脾湿热、痰浊中阻、瘀血阻滞或胃阴不足等分型论治。然郑钦安指出："病有万端，亦非数十条可尽，学者即在这点元气上探求盈虚出入消息，虽千万病情，亦不能出其范围。"笔者崇尚此语，故临证突出阴阳辨证，广用扶阳大法，收到前所未有的效果。本例在治疗过程中，附子曾因故减量而病情反复，足见中药用量与疗效之间有着十分密切的关系。

归纳火神派重用附子，有三种方式：

（1）经典式重剂：以吴佩衡、范中林等为代表，出手通常是30g、60g，或者更多。本书案例很多。

（2）逐日累加式：李可先生善用此法，即设定一个起始剂量，然后逐日增加一个定量，如5g或10g，一直吃到感觉舌麻或唇麻时为止，即以此时剂量降低10g，守方长服。但此法应限于舌麻或唇麻为止，麻木范围若再扩大，则为附子过量迹象。此法通常用于癌症或某些需要长期服药的慢性病例。

■湖南灰汤温泉疗养院钟新山先生曾治其七旬老母，双下肢如冰裹，头冷似戴冰帽，始用独活寄生汤加盐附子25g，治疗7日不效。遂每日递加10g，3周后每日附子量达200g，肢冷、头冷稍有减轻。改用盐附子300g，猪蹄1对，炖服，每周1次，每次增加50g，用至400g时，其病若失（《中医杂志》1992年11期）。

（3）平剂频进式：即用附子常规剂量如10g、15g，似乎并不算大，但是危重症时日进2~3剂，频服而进，则其一日的总量也达到30~50g，堪称重剂了。此法优势在于虽系重用附子，但每次进服药量并不算大，安全性高。此法为吴天士、郑素圃所赏用，值得推介。

■戴阳：文杏侄忽腹痛呕吐，其家谓是气恼停滞。余为诊之，大惊骇曰："此中阴中之极凶证也。"急用理中汤加丁香，用熟附子4.5g，人参9g。奈寒格不入，药下即吐。是夜连进3剂，俱照前药，约吐去2剂，只好1剂到肚。次日早饭时，头面目珠俱血红，口舌干燥之极，浑身壮热，唯脚下冷，腰痛，其家疑是附子太多致火起。余曰："若3剂，共13.5g附子俱到腹，此证不出矣。总因吐去，到腹无多，故显此证耳。此所谓戴阳证也，唯阴证之极故反似阳。若接今日名医至，彼必认为一团火邪，此一语投机，信用寒凉，1剂下咽立刻毙矣。前药用熟附子无力，须生附子方有效，否则少刻烦躁之极，大汗一身而死矣。"

余急用生川附子7.5g，人参15g，干姜6g，白术4.5g，丁香2.4g，炙甘草1g，黄芪9g。煎成，加童便半盅，令温服。服毕不吐，照前药续进1剂。共用生附子15g，人参30g，2剂俱服毕而头面、目珠赤色尽退，一身俱凉，脚下方温，反叫舌麻，背恶寒，阴寒之象始见。次日遂下利，日夜利二三十行。此后每一昼夜用药3剂，俱同前理中、四逆之类，每剂用熟附子6g，人参12g，共计每日用附子18g，人参36g。至第6日，利止知饿（《吴天士医话医案集》）。

▲用附子有三个剂量段

须知，郑钦安也并非都用大剂量，而是"在分量轻重上斟酌"。归纳他用附子实际上有三个剂量段，绝非不分青红皂白地一概重用。重剂参考上页。

轻剂：一般平常之症可用轻剂。如郑钦安论治鼻渊、鼻浊时说："每以西砂一两，黄柏五钱，炙甘草四钱，安桂、吴茱萸各三钱治之，一二剂即止，甚者加姜附二三钱，屡屡获效。"这里"加姜附二三钱"，仅是常用轻量。

常规剂量：在24g~30g之间，观其自制的姜附茯半汤、附子甘草汤中附子剂量都是1两（30g）就可以知道，而其潜阳丹、补坎益离丹中附子剂量都是8钱（24g），也算接近。

二、倡用经方

火神派源于伤寒，选方用药具有明显的经方法度。郑氏崇尚仲景，尊"仲景为医林之孔子""立方立法，实为万世之师"；认为"三百九十七法，法法神奇；一百一十三方，方方绝妙"，因此，他偏重经方，倡用经方顺理成章。凡外感多用麻黄汤、桂枝汤、麻黄附子细辛汤等；治中焦用理中汤、甘草干姜汤、黄芪建中汤等；治下焦用四逆汤类。若是阴虚，在中焦用白虎加人参汤、三承气汤，在下焦用黄连阿胶汤，且其常用药物尚不及《伤寒论》所用的一半。有道是"知其妙者，以四逆汤、白通汤、理中、建中诸方，治一切阳虚症候，决不有差"。

治阴虚则"人参白虎汤、三黄石膏汤，是灭火救阴法也；芍药甘草汤、黄连阿胶汤，是润燥扶阴法也；四苓滑石阿胶汤、六味地黄汤，是利水育阴法也"。看得出，无论阴证阳证，大都选用经方。

虽然郑钦安亦称"经方、时方俱无拘执"，但作为一个伤寒学家，毕竟偏重经方，"所引时方，出不得已，非其本怀"（《医法圆通·沈序》）。因为时方"大抵利于轻浅之疾，而病之深重者万难获效"，终究倡导的是经方。纵观郑钦安书中临证选方，随处可证：

如胀满一症，"予意此病治法，宜扶一元之真火，敛已散之阳光，俾一元气复，运化不乖，如术附汤、姜附汤、真武汤、桂苓术甘汤、附子理中汤、麻黄附子细辛汤、附子甘草汤之类"（《医法圆通·卷二》）。一口气举了7个方剂，其中5个是经方。

治"吐伤胃阳，胃阳欲亡"之证，法宜降逆、温中、回阳为主。"方用吴茱萸汤，或吴茱萸四逆汤，或理中汤加吴茱萸俱可"（《医理真传·卷二》）。

健忘一症，"老年居多"。郑钦安强调，此症"以精神不足为主"，治疗"宜交通阴阳为主"，倡用"白通汤久服，或桂枝龙骨牡蛎散、三才、潜阳等汤，缓缓服至五六十剂，自然如常"，仍是经方居多，"切勿专以天王补心、宁神定志诸方与参、枣、茯神、远志、朱砂一派可也"。

从某个角度上说，火神派与经方派相比，就是附子用得广、用得多。只要具有经方基础，再加上火神派风格，用药如锦上添花，后世忠实传承郑氏风格者无不倡用经方，本书所选十位名家验案可以为证。

可以说，伤寒派并非火神派，但是经典火神派必定是伤寒派。

三、用药简练

经方用药是简练的，《伤寒论》113方仅用药93味，每方平均用药4.18味，由3~8味药组成的方剂占82.3%。其药味加减也是严谨的，每加减一味药，都有章法。"处方正不必多品，但看仲景方何等简净"（川医韩飞霞语）。"简净"二字说得实在传神。

郑钦安继承了经方的这种风格，认为医贵明理，"理精艺熟，头头是道，随拈二三味，皆是妙法奇方""随拈二三味"勾画出他追求用药简练的风格。看郑钦安13首自制方，用药均不超过8味，5味以内者占80%。其中4首扶阳方潜阳丹、补坎益离丹、姜附茯半汤、附子甘草汤，用药均十分简练，两首4味，一首5味，一首2味，与经方相似。

火神派用药法度谨严，讲究精纯，决不胡乱堆砌药物。李可先生也认同这一点："立方用药，当遵医圣法度，大道至简。伤寒 113 方，一方只解决一个主要矛盾，故能药简、力专、效宏。神农本经之组方用药法度，强调'药有君臣佐使，以相宣摄合和者，宜用一君二臣三佐五使，又可一君三臣九佐使也。'用药简洁，是医学的最高境界。"（《霹雳大医——李可》）

像吴佩衡、范中林等用药大多不超过 8 味，那叫本事。当我们看到吴佩衡用大回阳饮 4 味药治愈疗肺脓疡重症、麻疹危证、癫狂等厥脱重症，用白通汤加肉桂 4 味药治愈原省立医院院长秦某的儿子及前某市长曾某儿子的重症伤寒病时，除了钦佩其胆识，还应该感慨其用药之简练，后辈恐怕难以企及。

如此简练的用药风格，应该说是一种工夫，一种境界，需要多年修炼，一般人达不到。它不是简单的处方形式问题，而是精通仲景、郑氏学说，精确选方用药的学养工夫。

❧ 吴佩衡 ❧

　　吴佩衡（1886—1971），名钟权，字佩衡，云南四大名医之一，云南中医学院首任院长，近现代著名中医学家，火神派最重要的代表医家，以擅用附子著称，人誉"吴附子"。桃李满门，为火神派的传播竭尽力量。云南能够成为火神派盛行的省份，吴氏功不可没。

　　吴氏尊崇《伤寒论》，认为阳气乃人身立命之本，"真阳之火能生气，邪热之火能伤气；邪热之火必须消灭，真阳之火则决不可损也。只有真气运行不息，才能生化无穷，机体才有生命活动。"对于阳虚阴寒证，主张抓住温扶阳气这一主要环节，此为吴氏学术思想的核心，当然也是他擅用辛热药物的理论根基。对疑难重症，失治、误治病例，每以大剂附子力挽沉疴，胆识过人，尤以20世纪40年代救治昆明市市长曾某的儿子和省立昆华医院院长秦某的儿子的重症伤寒而名噪一时，对附子的应用积累了十分丰富的经验，因获"吴附子"雅号。

　　吴佩衡忠实地传承了郑钦安的学术思想，从理论到实践至教学一以贯之。他说："郑钦安先生的著作，是在实践中阐扬仲景医学的真理，其独到之处能发前人所未发。我认为在治疗疾病上很有价值，可以作为中医科学化的基本材料。"（《吴附子——吴佩衡》）1962年主持云南中医学院工作时，将《医理真传》和《医法圆通》作为教学资料翻印，在教学中推广。

　　吴氏称附子为"回阳救逆第一品药"，善于广用、重用之，胆识兼备，屡起疑难大症。在《吴佩衡医案》中，阴证案计有55例，涉及内、外、妇、儿、五官各科多个病种，每案均用附子，可谓方方不离附子。不仅广用附子，而且善用大剂量，处方每剂附子辄用60g，重则每剂250~500g，剂量之大，世所罕见。他认为："病至危笃之时，处方用药非大剂不能奏效。若病重药轻，犹兵不胜敌，不能克服……故面临危重证候勿需畏惧药毒而改投以轻剂。否则，杯水车薪敷衍塞责，贻误病机，则危殆难挽矣。"在《吴佩衡医案》中，使用附子共计56例，其中成人47例，初诊方100g以上者22例；60g以上者11例；30g以上者12例。复诊逐渐加量至150g者4例；加量至200g者5例；剂量最大者如治省立昆华医院院长秦某的儿子（13岁）的伤寒重症案，初诊即用250g，后加至每剂400g，而且昼夜连进2剂，合起来就是800g，终于挽回厥脱重症，令人惊心动魄。

　　吴氏投用附子，倡用久煎，用量15~60g，必须用开水煮沸2~3小时。用量增加，则须延长煮沸时间，以口尝不麻口舌为准。有时为了抢救重症，则药壶连续置于炉上不停火，久煎附子，随煎随服，虽大剂量亦不偾事。这一点应该提请注意。

吴佩衡著作主要有：《吴佩衡医案》《吴佩衡伤寒论讲义》《麻疹发微》《吴佩衡中药十大主帅古今谈》《医药简述》等，以《吴佩衡医案》《麻疹发微》尤为著称。本书所选案例均出自《吴佩衡医案》或《吴附子——吴佩衡》。

一、感冒

麻黄附子细辛汤

（1）张某，42岁，昆明市人。返家途中，时值阴雨，感冒寒风。初起即身热恶寒，头疼体痛，沉迷嗜卧（即少阴但欲寐之病情也），兼见渴喜热饮不多。脉沉细而兼紧象，舌苔白滑，质夹青紫。由肾气素亏，坎内阳弱，无力卫外固表，寒风乘虚直入少阴，阻塞真阳运行之机而成是状。以麻辛附子汤温经解表主之：黑附片36g（先煮透），麻黄9g（先煮数沸，去沫），北细辛6g，桂枝尖12g。

1剂即汗，身热已退。唯觉头晕咳嗽，神怯而已。表邪虽解，肺寒尚未肃清，阳气尚虚，以四逆合二陈汤加细辛、五味子，扶阳温寒主之：黑附子45g，筠姜24g，生甘草9g，广陈皮9g，法半夏12g，茯苓12g，北细辛4g，五味子1.2g。开水先煮附子2小时再入余药煎服。

1剂尽，咳嗽立止，食量增加，精神恢复，病遂痊愈。

评析：此案肾气素亏，少阴感寒而致太少两感局面，方用麻辛附子汤，另加桂枝尖增强开表之力。取汗退热之后，以四逆汤合二陈汤再加细辛、五味子，温肺化痰，因表证已解，故去掉麻黄；虽用五味子与筠姜、细辛成仲景化痰定式，因防其敛邪，仅用五味子1.2g，显出医律之细。

吴氏论及麻黄附子细辛汤时说："无论男女老幼体较弱者，如遇感冒风寒，或已发热或未发热，必恶寒，头重或昏疼，体酸困，脉沉细，舌苔薄白而滑，不渴饮或喜热饮而不多，神倦欲寐，甚则头体并痛，脉沉而紧，此为太阳少阴两感于寒之证。用此方酌情加减分量，以温经解表，扶正祛邪。其体痛者加桂枝；舌白而呕，酌加生姜、甘草；咳嗽者加陈皮、半夏，服1剂得微汗则愈……若杂以清凉之药，则易引邪深入，或加温补之剂，犹闭门逐寇，必致变证百出，重则有生命之虞。"

（2）邓某，男，成年。初以受寒发病，误服辛凉，病经十几天，头痛如斧劈，势不可忍。午后恶寒身痛，脉沉弱无力，舌苔白滑而不渴饮。辨为寒客少阴，阻碍清阳不升，复因辛凉耗其真阳，正虚阳弱，阴寒遏滞经脉。头为诸阳之会，今为阴邪上攻，阳不足以运行，邪正相争，遂致是症。治以辅正除邪之法，麻黄附子细辛汤加味主之：附子 100g，干姜 36g，麻黄 10g，细辛 5g，羌活 10g。

1 剂痛减其半，再剂霍然而愈。

评析：此案"头痛如斧劈"，据其"午后恶寒身痛，脉沉弱无力，舌苔白滑而不渴饮"，辨为寒客少阴，治以麻黄附子细辛汤加干姜、羌活，用药简练，彰显经典火神派风范。

二、咳喘

1. 小青龙汤

（1）李某，男，年四旬余。患痰饮咳喘病已八九年，中西医屡治未愈。面色青黯，目下浮起如卧蚕。咳痰气喘而短，胸闷痰滞，头痛目眩。食少无神，畏食酸冷，渴喜热饮而不多，小便短赤，咳时则遗。入夜难眠，行卧维艰，值阴雨天寒尤甚。脉左弦右滑，两尺弱，心脉细短，肺脉滑大，按之则空，舌苔白滑而腻。此由脾肾阳虚，饮邪内泛，脾不运化，寒湿水饮上逆犯肺则作痰作咳。拟方小青龙汤加减主之：附子 20g，北细辛 4g，麻茸 3g，干姜 15g，法半夏 15g，五味子 1.5g，甘草 3g。

次日复诊：头痛、咳痰稍减，痰较易咯，乃照原方分量加倍。服后痰多咳吐如涌，胸闷减，喘息较平。2 剂后，头痛若失，喘息平其大半。3 剂后，稍能食，行卧已较轻便，唯痰多，气仍短，小便转长而色仍赤。盖湿痰饮邪得阳药运行，在上由咽喉气道而出，在下则随小便而去，乃病退之兆，仍照前方加减治之：附子 100g，北细辛 10g，半夏 10g，干姜 40g，上肉桂 10g（研末，泡水兑入），茯苓 30g，桂枝尖 20g，五味子 3g，甘草 10g。

2 剂后喘咳平，痰已少。3 剂后，胸闷气短均愈，饮食倍增，弦滑之脉已平，腻苔已退。唯精神未充，苓桂术甘汤加附子、黄芪，连进 10 剂，遂得痊瘳。

评析：吴氏用小青龙汤加附子，减去白芍，意其碍阳。初诊方各药包括附子的剂量均系平剂小量，得效后，附子则一再加大剂量，不以病减而减量，与"大毒治病，十去其六"之旨相比，另备一格。

（2）郑某，25岁。慢性哮喘病已14年，现身孕4个月余。症见咳嗽短气而喘，痰多色白，咽喉不利，时发喘息哮鸣。面色淡而少华，目眶、口唇含青乌色。胸中闷胀，少气懒言，咳声低弱，咳时则由胸部牵引小腹作痛。舌苔白滑厚腻，舌质含青色，脉现弦滑，沉取则弱而无力，判为风寒伏于肺胃，久咳肺肾气虚，阳不足以运行，寒湿痰饮阻遏而成是证。法当开提表寒，补肾纳气，温化痰湿，方用小青龙汤加附子，附子开手即用100g。2剂后，咳喘各症均减。继用四逆、二陈合方加麻黄、细辛、肉桂。附子加至200g，服后喘咳皆减轻。共服30余剂，哮喘咳嗽日渐平息痊愈。身孕无恙，至足月顺产一子。

原按："昔有谓妇人身孕，乌头、附子、半夏皆所禁用，其实不然。盖乌头、附子、半夏，生者俱有毒性，固不能服，只要炮制煎煮得法，去除毒性，因病施用，孕妇服之亦无妨碍。妇人怀孕，身为疾病所缠……务使邪去而正安，此实为安胎、固胎之要义。《黄帝内经》云：'妇人重身，毒之何如……有故无殒，亦无殒也。'此乃有是病而用是药，所谓有病则病当之，故孕妇无殒，胎亦无殒也。"

（3）张某，8岁。禀赋不足，形体羸弱。受寒起病，涕清，发热、恶寒，头昏痛，喜热饮，咳嗽而加痰涌。脉来浮滑，兼有紧象，指纹色淡而青，舌苔白滑，质含青色。缘由风寒表邪，引动内停之寒湿水饮，肺气不利，阻遏太阳经气出入之机，拟小青龙汤加附子助阳解表化饮除痰。附子用至30g，服后得微汗，身热始退，表邪已解，寒痰未净，守原方去白芍、麻黄，加茯苓10g，白术12g，连进2剂，饮食已如常。唯仍涕清痰多，面浮，午后潮热，自汗，腹中时而隐痛。

孰料病家对吴氏信任不专，另延中医诊视，云误服附子中毒难解，处以清热利湿之剂，反见病重，出现风动之状，双目上视，唇缩而青，肢厥抽掣，汗出欲绝。又急促吴氏诊视，乃主以大剂四逆汤加味治之，附子用至100g，连服2次，风状已减，不再抽掣。原方加黄芪、白术、茯苓，连进数10余剂始奏全功。

评析：本案发热、恶寒，头痛等症缘由风寒侵染，引动寒湿而咳嗽痰涌，小青龙汤正是为此而设。吴氏不仅在成人中投用大剂附子，对婴幼儿童也敢于放手加量，胆识确非常医可及。本案8岁小儿前后共服附子量逾5000g，"并无中毒，且患儿病愈之后，身体健康，体质丰盛胜于病前，多年无恙"。

2. 四逆二陈麻辛汤

于某，男，55岁，某局高级干部。慢性肺源性心脏病多年，经常住院治疗，去冬受寒后症状加重，住院经各种抗菌消炎针药治疗后病趋加重。由专家组会诊抢救，病势危笃。吴佩衡受云南省委派遣，由儿子吴生元陪同，飞赴成都参加抢救。

1966年4月16日抵达病房，见患者面部水肿晦黯，口唇乌黑，十指连甲青乌，神疲，嗜卧懒言，胸闷，心悸气短，动则喘甚。喉间痰鸣，咳痰无力，恶寒发热，体温37.6℃，汗出肢冷，下肢水肿过膝，纳呆拒食不思饮，终日吸氧，有时烦躁不安，咳喘甚时小便自遗，大便溏而不畅。脉微欲绝，舌紫黯苔白滑而腻。此系肺寒脾湿日久，累及心肾，致使心肾阳气衰极，已成肺脾心肾之阳俱虚之候。急宜扶阳化饮，强心温肾，以大回阳饮加味：附子200g，干姜30g，上肉桂10g（泡水兑入），法半夏15g，广陈皮10g，茯苓20g，甘草6g。4剂，每日1剂。

4剂后咳喘渐减，咳出较多黏痰，胸闷、心悸减，小便已能控制。尚嗜卧无神，不思饮食，喉间仍有痰阻。脉微细，舌紫黯稍减，苔白滑腻稍退。此药不胜病，上方加重剂量治之：附子400g，干姜40g，上肉桂12g（泡水兑入），法半夏15g，广陈皮10g，茯苓30g，白蔻仁10g，甘草10g。4剂。

三诊：吐痰已不费力，吐较多脓痰，胸闷心悸喘促等症大为减轻，面黯唇乌减，仅短时吸氧，可平卧，已思食，小便较畅，大便已不溏。唯阳神尚虚，仍少气懒言。上方再加重附子剂量为500g，稍佐杏仁8g。4剂。

半月来随症加减，附子剂量增为600g，脓痰转为大量痰涎，各症大为减轻，纳渐增，已不吸氧，口唇已不紫黯，面色渐转红润，可在室内活动。

经一月余紧张抢救，患者已脱离危险，各项指标均趋于正常，唯咽部痰液培养有铜绿假单胞菌，认为仍有炎症，重新用抗生素，并给服重庆中医同道所拟之剂。

2日后病情反复，原有之症一一出现，且恶寒发热，体温38.6℃。专家组又邀吴氏"大会诊"。是时咳喘频作，气短难续，喉间痰声漉漉，面唇复现紫黯，各种症状如初，且四肢逆冷，二便不禁。脉沉细而紧滑，舌晦黯苔白滑而腻。此为心肾之阳未复，复遭寒凉，致阳气虚衰，饮邪上泛。当回阳化饮，强心固肾为治，急以大剂回阳饮加味：附子 400g，干姜 40g，上肉桂 15g，桂枝 15g，茯苓 30g，法半夏 20g，吴茱萸 6g，甘草 10g。每日 1 剂，日服 2 次。

连日巡诊，附子逐日增至每日 800g，随证酌加公丁香、砂仁等。

10 余日后，各症减轻，已不咳喘，饮食正常，精神渐增，二便调，活动自如，每日可外出散步。

　　评析：此案症情严重，阳虚已极，吴氏径以大回阳饮投治，因痰湿壅滞而合以二陈汤，附子逐日增加，最后加至每日 800g，凸显吴氏胆识。

3. 真武汤

刘某，年过六旬。病已月余，咳嗽哮喘而多痰。腹胀且痛，不思食，大便秘结 20 日不更衣，小便赤而长，喜热饮，夜难入寐，精神极弱。六脉沉迟无力，舌苔白腻。查前所服方药，均以清热消食降气为主，且以芒硝、大黄峻剂通下，仍不能便，其势较危。此系脾肾阳虚，中土失运，痰湿水饮阻逆于肺，清肃不降，致痰喘咳嗽，传导失司，无力输送。加之阳虚气不化津，无以滋润肠道，致成气虚寒凝之便秘。宜扶阳温化主之，拟真武汤加味：附子 100g，茯苓 30g，白术 20g，杭白芍 10g，干姜 30g，北细辛 6g，五味子 5g。

1 剂见效，2 剂后喘、咳约去十之六七，3 剂照原方去杭白芍，服后痰喘咳嗽若失，略进饮食。第 3 日以四逆汤加茯苓、上肉桂、砂仁、黄芪：附子 100g，干姜 50g，茯苓 50g，砂仁 10g，上肉桂 10g（研末，泡水兑入），黄芪 60g。

服 1 剂后，是晚便意迫肛，解出干结黑色粪便半痰盂许，腹中顿觉舒缓。然因年老气虚，解便时用力过盛，旋即昏晕不省人事。急诊之，气短欲绝，脉沉迟无力，但见白苔已退，唇舌已转红润，此乃气虚下陷之故。当即以煎好之汤药喂服，俄顷人事已省，脉转有神。原方连服 3 剂，食增神健，咳喘不作，二便通达。

　　评析：此证咳喘而兼便秘，用真武汤加姜辛五味，自是仲圣成法。唯虽见便秘"20 日不更衣"，仍不予硝黄攻下，是因其属寒凝便结，故予大剂姜附温通化结，1 剂而"解出干结黑色粪便半痰盂许，腹中顿觉舒缓"。确显扶阳心法。

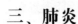

三、肺炎

大回阳饮

海某，女，19岁。行剖腹产失血过多，经输血抢救后，突然高热40℃以上。经用青、链霉素等治疗，体温降低，一般情况反见恶化，神识昏愦，出现呼吸困难，白细胞数高达$20.0×10^9$/L以上。因病情危重，未做X线检查。继以大量抗生素治疗，配合输液吸氧均未效，延吴先生会诊：神志不清，面唇青紫灰黯，舌质青乌，鼻翼煽动，呼吸忽起忽落如似潮水，十指连甲青乌，脉弦硬而紧，按之无力而空。辨为肝肾阴气内盛，心肾阳衰已极，下焦真阳不升，上焦阴邪不降，一线残阳将绝，已现衰脱之象。唯有扶阳抑阴，强心固肾，尽力抢救垂危，主以大剂回阳饮（即四逆汤加肉桂）：附子150g，干姜50g，上肉桂10g（研末，泡水兑入），甘草20g。

因附子需要先煨三四小时，故让患者先服上肉桂泡水，以强心急救。并预告病家，服此方后可能有呕吐反应，如呕吐之后喉间痰声不响，气不喘促，舌质色较转红，尚有一线生机可挽，否则难治。

复诊：服上方后果如前言，呕吐涎痰已见转机，神识较前清醒，嗜卧无神，已能缓慢答问，吃流食，舌尖已见淡红色，苔白滑厚腻，口唇青紫较前稍退，两颊紫红，鼻翼不再煽动，呼吸仍有困难，咳嗽咯大量脓痰，脉仍弦滑而紧，按之而空。衰脱危候大为减轻，仍以扶阳温化之药主之：附子150g，干姜50g，上肉桂10g（研末，泡水兑入），半夏10g，茯苓20g，甘草8g。

三诊：神智清醒，面颊微转润红，指甲唇舌青紫已退十之八九，鼻头、目眶微青，午后潮热，喘咳气短，咯大量脓痰，脉弦滑，病已转危为安，再以上方加减：附子200g，干姜100g，茯苓30g，上肉桂10g（研末，泡水兑入），公丁香5g，法半夏10g，橘红10g，甘草8g，细辛5g。

四诊：面颊微红润，口唇、舌质青紫已退，呼吸渐趋平稳，午后潮热已退，咳嗽、咯脓痰稍减少，胃气已开，能进食。大便溏泄，系病除之兆，脉转和缓。大病初退，情况好转，经X线检查发现双肺有多个大小不等的圆形空洞，细菌培养，检出耐药性金黄色葡萄球菌，最后诊为"严重型肺脓疡"，拟方：附子150g，干姜50g，广陈皮8g，杏仁8g（捣），炙麻茸8g。连服4剂，喜笑言谈自如，病状若失。

评析：此案认症之独到，用药之峻重，令人惊叹。若从白细胞 $20.0 \times 10^9/L$、咯吐脓痰、金黄色葡萄球菌、肺脓疡等着眼，势必陷入痰热蕴肺、热毒盛极的认识中，难免大剂黄芩、鱼腥草之类苦寒套方，后果可想而知。吴氏不为其所惑，从神色舌脉断为阴寒内盛，"心肾之阳衰弱已极，一线残阳将绝"，已呈阳脱之象，处以大剂回阳饮，附子从150g增至200g，挽起此等重症，其胆识、经验皆非常医所及，不愧火神派大家。

四、胸痹

1. 四逆汤合瓜蒌薤白汤

杨某，50余岁。患胸痹心痛证，曾服桂附理中汤，重用党参、白术并加当归，服后病未见减。每于发作之时，心胸撮痛，有如气结在胸，甚则痛彻肩背，水米不进，面唇发青，冷汗淋漓，脉息迟弱，昏绝欲毙，危在旦夕。

吴氏认为此乃土虚无以制水，阳衰不能镇阴，致下焦肝肾阴邪夹寒水上凌心肺而成是状。"然寒水已犯中宫，骤以参术当归之峻补，有如高筑堤堰堵截水道，水邪无由所出之路，岸高浪急，阴气上游，势必凌心作痛。斯时不宜壅补过早，法当振奋心阳，使心气旺盛，则阴寒水邪自散矣。"方用四逆汤合瓜蒌薤白汤加肉桂：天雄片100g，干姜30g，薤白10g，瓜蒌实10g，公丁香10g，上肉桂10g（研末，泡水兑入），甘草5g。1剂痛减其半，2剂加茯苓30g以化气行水，则痛减七八分，3剂后胸痛若失。

评析：本例先前治者亦用了温阳如桂附理中汤，唯其"重用党参、白术并加当归，服后病未见减"。吴氏喻称："骤以参术当归之峻补，有如高筑堤堰堵截水道，水邪无由所出之路，岸高浪急，阴气上游，势必凌心作痛。""斯时不宜壅补过早"，改予四逆汤合瓜蒌薤白汤，摒弃参术当归之壅补之品，果获良效。他认为扶阳驱寒，宜温而不宜补，温则气血流通，补则寒湿易滞。因此他在扶阳时，绝少夹用滋补药品，即补气药也少应用。"正治之方决勿夹杂其他药品，如果加入寒凉之剂则引邪深入；加入补剂则闭门留寇，必致传经变证，渐转危笃费治"。本案即为例证。

2. 乌头赤石脂丸

杨某之妻，32岁。于1939年冬，患寒水凌心，胸痹心痛，甚则彻背彻心，经某西医诊治，无效尤重，且断言无救，延余诊视：唇舌淡白，脉来一息两至，形消神惫，水浆不进，气息奄奄，呻吟不已，据云曾昏厥两次。如是险象，危在旦夕，判断病源，扶阳抑阴，以乌头赤石脂汤大剂连进，更佐以巴豆霜一钱，使排泻寒水由二便而退，1剂后即畅泻数次，病退七八，继以扶阳辅正3剂全瘥。

评析：本例胸痹心痛，形消神惫，气息奄奄，昏厥两次，脉来一息两至，似显虚象，俗医难免用补。吴氏则着眼于阴寒固结，选用乌头赤石脂汤大剂连进，药皆祛寒峻品如乌头、椒姜类，不夹一味补药，尤其"更佐以巴豆霜一钱"排泻寒水，致畅泻数次，病退七八，显现尚攻胆识。

五、胃痛

1. 四逆苓桂丁椒汤

徐某，男，年四旬余。患心胃痛症已20余年，病情日见增剧，形体消瘦，胸膈痞胀作痛，两胁满闷不舒，脘腹灼痛，痛极则彻于胸背，固定不移，从心下至脐腹隆起板硬如石，按之亦痛，腰背如负薄冰，懔懔而寒。时而泛酸上冲咽喉，呕吐黄绿酸苦涎水，心中嘈杂，知饥而不能食，唯喜烫饮，饮而不多。大便干结难解，小便短涩，手足不温，少气无力，入夜难寐。舌淡苔白滑腻，脉来沉迟。判为病久阳虚，真火内衰，阴寒内结，脾阳不运，无力以制水邪，肝郁不舒，挟寒水上逆犯胃凌心。阳虚为病之本，寒水泛溢为病之标，法当扶阳温散寒水之邪治之，先拟乌梅丸方1剂，疼痛稍减，呕吐酸苦水已少。认为病根深固，非大剂辛温不可。但多年临床体验，此证每于服药之后，或见脘腹增痛，或吐酸、便泻、小便色赤而浊等征象，可一时有所表露，此乃药与病相攻，驱邪之兆，若药能胜病，犹兵能胜敌，倘畏惧不专，虽欲善其事，而器不利也，何以克服！古人云：若药不瞑眩，厥疾弗瘳。吴氏将此理告于病者，令其有思想准备。遂以大剂吴茱萸四逆汤加味：附子150g，吴茱萸18g，干姜60g，肉桂18g（研末，泡水兑入），丁香5g，茯苓30g，白胡椒3g（研末，兑服），甘草15g。

服药后果然1剂则痛反较增，2剂则腹中气动雷鸣，3剂则涌吐大作，吐出黄绿苦水盈盂。原方附子增至200g，连进10剂，"愈服越见吐，痛不减反有所增之势"，但脉转缓和稍有神，仍喜滚饮而畏寒。仍照前法，再进不息，附子用至300g，连服2剂，脘腹疼痛及痞硬顿失其半，胃逆作酸已减少。继续调理10余剂而愈，体健如常。

评析：四逆苓桂丁椒汤为吴氏所拟效方，即四逆汤加茯苓、肉桂、丁香、白胡椒，用治脘腹阴寒疼痛，呕恶明显者再加半夏、砂仁等。

郑钦安擅用姜、附，对服用热药之反应积累了丰富经验，这也是其擅用姜、附的重要体现。吴氏对此也有深刻体会，有些且为郑氏所未言及。此例吴氏进以大剂姜、附，预先告以可能有所反应，令患者有心理准备。及至服药后果然"1剂则痛反较增，2剂则腹中气动雷鸣，3剂则涌吐大作"，进而"愈服越见吐，痛不减反有所增之势"，当此之际，一般医家恐难守持。吴氏不愧经验丰富，"仍照前法，再进不怠"，而且附子加量，让人领略火神派风格。归纳吴氏对姜、附等热药反应的认识，最常见的就是呕吐痰涎，大便泄泻，其次是周身水肿，以及原有症状如疼痛加重以及出血等，本案即是突出例证。

2. 吴茱萸四逆汤

顾某，男，年四旬。肾气虚，脾湿素重，时值酷暑炎热季节，常食西瓜凉饮，夜卧贪凉，复受冷风所袭，遂致脘腹疼痛不止，痛极则彻及心胸腰背，水米不下，汗出淋漓，辗转反侧睡卧不安，时时呻吟。吴氏诊之：颜面青黯，舌苔白滑质含青色，脉来一息两至半，沉迟无力，手足厥冷。此乃肝肾之阴夹寒水，脾湿凝聚三焦，凌心犯胃，阳不足以运行而成是状。先以上肉桂10g，研末，泡水与服。服后旋即呕吐涎沫碗许，此为寒湿外除佳兆，继以吴茱萸四逆汤加味：附子100g，干姜30g，上肉桂10g（研末，泡水兑入），公丁香6g，白胡椒6g（捣末，分次吞服），吴茱萸10g，甘草10g。

服1剂，涌吐酸苦涎水两大碗，痛减其半。再服1剂，又吐涎水两大碗，其痛大减，遂得安卧。次晚续诊，脉已一息四至，汗止厥回，诸痛俱瘥，继以桂附理中汤2剂调理而愈。

评析：此例选方与用药，均与上案相似，唯上案病情较重而用药剂量较大。姜、附偏于峻热，当医者、病家对投用姜、附犹疑不决时，吴氏有试服一招，即先让患者服用肉桂（研末，泡水）试之，果系阴证，患者必能耐受；反之，可知辨证之误，但亦不致酿成恶果，显出圆机活法之妙，此乃吴氏独到经验。

3. 乌梅丸方

张某之妻，30余岁。心痛彻背，时觉腹中有气上冲心胸，心中慌跳，复见呕吐，触之腹内有癥坚痞块，痛不可当。缘由前医曾予腹部注射某药一针，其后针处硬结突起，继而扩展大如碗口。10余日来饮食不进，微喜滚饮，虽恶寒但不见发热，舌苔白滑兼灰黑色，脉细迟欲绝。此乃肝肾阴邪为患，复因针处被寒，阴寒挟水邪上逆，凌心犯胃，如不急为驱除，缓则必殆无救。拟四逆苓桂丁椒汤：附子130g，干姜60g，茯苓26g，公丁香13g，上肉桂13g（研末，泡水兑入），白胡椒6g（捣末，分次冲服），甘草6g。

1剂则痛减其半，再剂则诸证渐退，痛止七八，稍进饮食。唯呕吐未止，此乃肝肾阴寒之邪未净，拟乌梅丸方：附子130g，干姜60g，当归26g，上肉桂13g（研末，泡水兑入），黄连13g，黄柏13g，北细辛6g，潞党参16g，川椒6g（炒，去汗），乌梅3枚。服1剂后，呕吐止。2剂后，腹痛全瘳，腹内痞块渐散。继以大回阳饮，兼吞服乌梅丸10余剂，始奏全功。

评析： 本例腹痛而兼呕吐，选乌梅丸，且"服1剂后，呕吐止"，颇有新意。

六、便秘

温脾汤

张某，男，32岁。便秘年余。初起大便难解，二三日一行，干结不爽。头昏食少，脘腹痞闷不适，时常哕气上逆。医者以为阴虚肠燥，胃腑有热，治以清热苦寒、滋润通下之剂。每服1剂，大便通泻一次，其后又复秘结如故，脘腹痞闷终不见减。如此往复数月之久愈见便秘，甚者六七日一行。口苦咽干，纳呆食减，体瘦面黄，精神倦怠。脉沉迟而弱，舌苔厚腻，色黄少津，口气微臭，思饮不多。如此并非肠胃燥热之证，乃是气虚便秘。长期服用苦寒通下之品，脾肾之阳受戕，脾气虚弱，无力运化，肾气不足，难以化气生津，气机壅滞，胃肠传化失司，遂成便秘。当以温下之法，务使枢机运转，腑气自能通达，方用温脾汤加味：附子45g，干姜12g，大黄9g（后下），党参15g，厚朴9g，杏仁9g（捣），甘草6g。

煎服一次，腹中肠鸣，气窜胸胁，自觉欲转矢气而不得。再服二次，则矢气频作，便意迫肛，旋即解出大便许多，黑硬结如栗，奇臭无比。顿觉腹中舒缓，如释重负，呕哕已不再作。连服 2 剂后，大便隔日可解。口苦咽干已愈，食思转佳，腹中痞胀消去。厚腻黄苔已退，呈现薄白润苔，脉仍沉缓。遂照原方加肉桂 9g，增其温化运转之力。连服 4 剂后，大便通调如常，精神、饮食明显好转，面色润泽。

　　评析：此案便秘年余，干结不爽，口苦咽干，似乎燥热之象，难怪前"医者以为阴虚肠燥，胃腑有热，治以清热苦寒、滋润通下之剂"。然而每服 1 剂，虽然便泻，其后又复秘结如故，"如此往复数月之久愈见便秘"，可知辨治有误。吴氏从思饮不多，精神倦怠，脉沉迟而弱着眼，认为长期服用苦寒，脾肾之阳受戕，无力运化，传化失司，遂成便秘，"并非肠胃燥热之证，乃是气虚之便秘"。当以温下之法，使枢机运转，腑气通达，方用温脾汤，连服 4 剂，大便通调如常，确显功力。另加厚朴降气，杏仁润导，皆为良药。

七、腹水

1. 四逆五苓散

（1）方某，男，28 岁。肝脾肿大，全身发黄已 8 年。先后在军区、省市医院治疗，疗效不显。继而出现腹水，腹围 98 厘米，黄疸指数 100 单位，剖腹探查，诊为"胆汁性肝硬化"。初诊：身体羸瘦，面黄，身黄晦滞无光，巩膜深度黄染，周身皮肤干枯瘙痒而见抓痕。精神倦怠，声低息短，少气懒言，不思食，不渴饮，小便短少，色黄如浓茶水，腹胀如鼓，四肢瘦削，颜面及足跗水肿，两胁疼痛，尤以肝区为甚。肝肿大肋下 2 指，脾肿大肋下 3 指。脉沉取弦劲而紧，舌苔白滑厚腻而带黄色，少津。辨为阳虚水寒，肝气郁结不得温升，脾虚失其运化，湿浊阻遏中焦，胆汁失其顺降，溢于肌肤，故全身发黄。阳虚则湿从寒化，肤色黄晦不鲜，似阴黄之候，即"阴瘅证"。法当扶阳抑阴，舒肝利胆，健脾除湿，以四逆茵陈五苓散加减：附子 100g，干姜 50g，肉桂 15g（研末，泡水兑入），吴茱萸 15g（炒），败酱 15g，茵陈 30g，猪苓 15g，茯苓 50g，北细辛 8g，苍术 20g，甘草 8g。

二诊：服上方 10 余剂后，黄疸退去十之八九，肝脾肿大已缩小，小便色转清长，肿胀渐消，黄疸指数降至 20 单位，面部黄色减退，渐现红润之色，食欲增加，大便正常，精神转佳。患病已久，肝肾极为虚寒，脾气尚弱，寒湿尚未肃清，再以扶阳温化主之：附子 150g，干姜 80g，茵陈 80g，茯苓 30g，薏苡仁

20g，肉桂15g（研末，泡水兑入），吴茱萸10g（炒），白术20g，桂枝尖30g，甘草10g。

三诊：服上方6剂后，肝脾已不肿大，胁痛若失，小便清利如常。面足水肿及腹水膨胀已全消退，饮食精神倍增。皮肤及巩膜已不见发黄，黄疸指数降至3单位。脉象和缓，舌苔白润，厚腻苔已退。此水湿已除，元阳尚虚，再拟扶阳温化调理，促其正气早复：附子150g，干姜90g，砂仁15g，郁金10g，薏苡仁30g，肉桂15g（研末，泡水兑入），佛手20g，甘草10g。服上方七八剂后，患者基本恢复健康。一年后随访，未再发作。

原按：以上病证，实由阳虚水寒，寒湿内滞，肝气郁结不舒所致。阳虚则水邪泛溢，肝郁则易克伐脾土，脾虚不能健运，湿从寒化，而至肝脾肿大、腹水、黄疸诸证丛生。余所拟用各方，旨在温暖肾寒、舒肝解郁，健运脾湿，化气行水。寒湿内滞之证，施以温化之剂，犹如春和日暖，冰雪消融，故能治之而愈。

评析：病涉肝经，吴氏在用四逆五苓散的同时，常加入厥阴经药品如吴茱萸、败酱、佛手、川椒等，体现分经用药之旨。

(2) 胡某，男，53岁。因肝硬化腹水住某医院，始因患红白痢证1个月，继后渐感腹胀，发展而成腹水之证。面色黄暗，神情淡漠，卧床不起，腹部膨胀膨隆，肝脏肿大，触之稍硬，小腹坠胀，小便短少，饮食不进。脉缓弱，舌苔白滑，舌质含青色。此系下痢日久脾肾阳虚，寒湿内停，肝气郁结而致肝脏肿大，肺肾气虚，不能行通调水道、化气利水之职，寒水内停而成腹水膨胀。法当温中扶阳化气逐水，拟四逆五苓散加减：附子80g，干姜30g，上肉桂8g（研末，泡水兑入），败酱15g，猪苓15g，茯苓30g，甘草10g。同时以大戟、芫花、甘遂各等量，研末和匀（即十枣汤粉剂），日服6~10g。服后次日，每日畅泻稀水大便数次，腹水大减，精神稍欠，继服上方。

二诊：腹水已消去一半多，体重减轻10千克。脉来沉缓，右脉较弱，系脾湿阳虚脉象；左肝脉带弦，系肝寒郁结，寒水内停之象。舌质较转红润，白苔已退去其半，再照上方加减：附子80g，干姜40g，川椒6g（炒，去汗），上肉桂10g（研末，泡水兑入），吴茱萸10g，茯苓30g，苍术15g，公丁香5g。如前法再服十枣汤粉剂2日。

三诊：服药后又水泻10多次，吐一二次，腹水消去十分之八，体重又减轻5千克。面色已转为红润，精神不减，舌苔退，舌质亦转红活。小便清长，饮食转佳，已能下床行动。唯口中干，思热饮而不多。系泻水之后，肾阳尚虚，津液不升所致。继以扶阳温化主之：附子80g，干姜40g，砂仁10g，枳壳8g，上肉桂8g（研末，泡水兑入），猪苓10g，茯苓30g。服此方10余剂后，腹水、肝肿全消，食量增加，即告痊愈。

原按：寒水内停为病之标，脾肾阳衰为病之本。标实本虚治以攻补相兼之法，皆相得宜。所治之法一如离照当空，一如凿渠引水，寒水坚冰何得不去焉！如不放胆用此峻猛之剂，姑息养奸，于此危证终不免肿胀癃闭，衰竭而逝。

评析：与上案相比，本例在投以四逆五苓散的同时，加用了十枣汤粉剂，攻补相兼，"一如离照当空，一如凿渠引水""放胆用此峻猛之剂"，胆识兼备。十枣汤虽为水饮在胸胁而设，亦可用治腹水，《伤寒论》言及"心下痞，硬满"之症，似符合腹水征象。

（3）沈某，男，30岁。患慢性肾炎一年余，后因发生腹水肿胀，体虚弱极而送昆明某医院治疗，其效不显，邀吴氏会诊：面部水肿，目下浮起如卧蚕，面色苍白晦滞，口唇青乌，欲寐无神，神情倦怠已极，腹内水鼓作胀，其状如匏，下肢水肿，胫跗以下按之凹陷而不易复起，身重卧床，难于转侧。语声低弱，腹中撑胀，腰背酸胀痛楚不止，小腹亦坠胀作痛，口淡不思食，不渴饮，小便短少。舌润而色淡夹青，苔滑而灰黑，脉沉迟无力。此系脾肾阳虚，水寒土湿，寒水泛滥所致，法当扶阳温寒化气利水主之，方用四逆五苓散加减：附子100g，干姜40g，花椒7g（炒，去汗），猪苓15g，茯苓30g，条桂15g。

服4剂，小便遽转清长畅利，面足水肿消退，腹水消去十之六七，体重减轻10.5千克，腰背痛已大为减轻，仍有酸胀。稍能食，精神较增。舌苔灰黑已退，呈现白滑苔，脉转和缓。仍以扶阳温化主之：附子100g，干姜50g，吴茱萸10g，桂枝30g，薏苡仁10g，猪苓10g，茯苓30g。

连服4剂，腹水消去十之七八，面色转好，精神、饮食较增，舌质青色已退，淡红而润，苔薄白滑，脉和缓有神根。大病悉退，阳神尚虚，余邪未净，唯有增强心肾之阳，始能效奏全功，上方加减：附子150g，干姜50g，上肉桂10g（研末，泡水兑入），砂仁10g，黑丑20g，茯苓50g，公丁香10g。服4剂后，寒水邪阴消除殆尽，善后调理一周，病愈出院。

评析：此案腹水且周身水肿，用药不过六七味，方简量重，不愧为经典火神派风格。三诊时，"腹水消去十之七八""大病悉退"，而附子由100g又增加到150g；因"余邪未净"，加用黑丑之峻药以攻之，俱显胆识。

2. 吴茱萸四逆薏苡附子败酱散

李某，男。患病已4个月，住某医院3个月余，诊为肝硬化，引起腹水臌胀，病势垂危。眼睛发黄，小便日二三次，量少呈咖啡色，面黄黯，腹胀，右胁下作痛厉害，微咳痰少，腰微痛。脉弦滑，按之无力，左尺较沉弱，右尺几无，舌青紫，苔厚腻带黑色。此系肾虚阳弱，肝寒脾湿而致阴黄疸症，以四逆汤合薏苡附子败酱散加减：附子100g，筠姜40g，败酱20g，薏苡仁30g，茵陈20g，花椒10g（炒黄），上肉桂10g（研末，泡水兑入），茯苓50g，法半夏15g，生甘草10g。4剂。

二诊：腹水已消十之二三，眼睛仍黄，眼眶青色，脉沉滑，左脉较弱，舌质转红润，仍以上方加减：附子150g，筠姜50g，佛手10g，败酱15g，吴茱萸10g，茯苓40g，上肉桂10g（研末，泡水兑入），猪苓20g，泽泻10g，茵陈10g，生甘草8g。4剂。

三诊：腹水消去十分七八，胁痛已大减，大便正常，小便清长，脉沉缓，面色唇舌均转红润，以温寒除湿之剂：附子150g，筠姜50g，白术20g，延胡索8g，北细辛8g，猪苓15g，花椒10g，广木香4g，生甘草8g。6剂。

四诊：病退八九，唯病久体弱，继以扶阳温肝除湿之剂连进8剂，大病悉退。附子150g，筠姜40g，砂仁10g，上肉桂10g（研末，泡水兑入），白术20g，青皮8g，生甘草10g。

评析：吴茱萸四逆薏苡附子败酱散用治阳虚肝病，下案有所介绍。吴佩衡用五苓散通常只取3味，诸案大致如此。本案初诊用肉桂、茯苓；二诊用茯苓、猪苓、泽泻；三诊用白术、猪苓，似有意在变换选用。唯有附子在加量。

八、肝炎

吴茱萸四逆薏苡附子败酱散

魏某，男，25岁。患肝炎已半年，右胁疼痛，双目白睛发黄，色晦暗，面色亦黄而带青色，大便时溏，小便短少，其色如茶，右胁肋下触之有硬块作痛。

脉缓弱，舌苔白而厚腻，舌质边夹青色。此系里寒内盛，土湿木郁，肝木不得温升所致。法当温化寒湿，舒肝达木，拟茵陈四逆汤加味：附子60g，干姜30g，佛手10g，败酱10g，薏苡仁20g，川椒3g（炒，去汗），上肉桂5g（研末，泡水兑入），茵陈10g，甘草5g。

3剂后，脉象沉弱而带弦长，厚腻舌苔已退其半，舌已转红，小便色转清，较前长，胁下疼痛大有缓减。继上方加减：附子100g，干姜80g，青皮10g，北细辛10g，茵陈15g，桂枝30g，茯苓30g，上肉桂6g（研末，泡水兑入），甘草6g，川椒6g（炒，去汗）。

4剂后，胁痛肝大已减去十之六七，脉转和缓，舌质红活苔薄白而润。面、目黄色退净，小便清长，饮食如常。继服下方8剂，即告痊愈：附子100g，干姜40g，延胡索10g，茯苓36g，广木香5g，上肉桂10g（研末，泡水兑入），北细辛10g，甘草10g。

评析： 从吴佩衡治疗肝病用药来看，以吴茱萸四逆汤为主，多数案例合以薏苡附子败酱散，由此编者将其定名为"吴茱萸四逆薏苡附子败酱散"。

投用本方时，依症情有些加味基本上是固定的，如有黄疸者必加茵陈；有腹水者合以五苓散；通常视病情常用加味者还有小茴香、佛手、椒目、肉桂等，俱系厥阴经之药。后面还有该方案例。

本例黄疸胁痛，因其寒湿内盛，故予四逆汤大剂为主治之，针对木郁选用了川椒、青皮、细辛、肉桂、茵陈等味，剂量不大，主次分明。

九、癫狂

大回阳饮

某男，20余岁，体质素弱。始因腹痛便秘而发热，医者诊为瘀热内滞，以桃仁承气汤下之，病情反重，出现发狂奔走，言语错乱。延吴氏诊视，脉沉迟无力，舌红津枯但不渴，微喜热饮而不多，气息喘促而短，有欲脱之势。断为阴证误下，逼阳暴脱之证，拟大剂回阳饮与服：附子130g，干姜50g，上肉桂13g（研末，泡水兑入），甘草10g。服后鼻孔流血，大便亦下黑血。认为非服温热药所致，实由桃仁承气汤误下，致血脱成瘀，已成离经败坏之血，今得温运气血，不能再行归经，遂上行下注而致鼻衄便血。次日复诊见脉微神衰，嗜卧懒言，神识已转清，原方再服1剂，衄血便血均止，口微燥，此系阳气已回，营阴尚虚，继以四逆汤加人参连进 4 剂而愈。

评析：此证舌红津枯，发狂奔走，颇似阳证。但脉沉迟无力，微喜热饮，参考误下之后，病情反重，气息喘促，判为阴证误下，逼阳暴脱之证，用大回阳饮收效。

吴氏确有一套辨识寒热真假的功夫，即使在便秘、舌红津枯、发狂奔走等情况下，犹能在一派热象中辨出真寒，投以大剂附子取效，历惊涉险，见解高超。

十、缩阳症

当归四逆汤

马某，男，27 岁。右侧睾丸肿痛 8 个月余，治疗后肿痛逐渐消退。某日夜间，右侧睾丸突然收引回缩至少腹，拘挛疼痛不已，牵引腰部，痛不能伸，痛剧之时，连及脐腹，直至四肢挛急难以屈伸。颜面发青，冷汗淋漓。腹痛呻吟，愁容不展，两目无神，白睛发蓝，唇、舌、指甲均含青色。舌苔白腻，手足冰冷，脉来沉细弦紧。已两日水米不进。此系肝肾阳虚，厥阴阴寒太盛，阳不足以温煦筋脉，所谓"寒则收引"之意。法当温扶肝肾之阳，温经散寒，经脉之挛急自能舒缓，方用当归四逆汤加味：当归 15g，桂枝 12g，杭白芍 9g，细辛 6g，通草 6g，大枣 5 枚，干姜 12g，吴茱萸 6g，川椒 5g（炒黄），乌梅 4 枚，附子 60g。

1 剂后，疼痛缓解。再剂则阴囊松缓，睾丸回复。面目、唇舌青色俱退。手足回温，诸痛皆愈。唯阳神尚虚，原方去川椒，加砂仁 9g，连服 2 剂，精神、饮食均恢复正常。

评析：此案用当归四逆汤加附子、干姜，最显吴氏扶阳风格。郑钦安谓："须知肿缩二字，即盈虚之宗旨，肝气有余便是火，即囊丸肿的实据；肝气不足便是寒，即囊丸缩的实据。""治缩者，重在破阴以回阳，吴茱萸四逆加桂枝、砂仁、小茴香，或乌梅丸倍阳药之类。"

十一、阴极似阳证

白通汤

（1）杨某，男，32 岁。始因风寒，身热头痛，某医连进苦寒凉下方药十余剂，且重加犀角、羚羊角、黄连等，愈进愈剧。病发已 20 日，危在旦夕，延吴氏诊视：目赤，唇肿而焦，赤足露身，烦躁不眠，神昏谵语，身热似火，渴喜滚烫水饮。小便短赤，大便已数日不解，食物不进，脉浮虚欲散。辨为风寒之证误服苦寒，真阳逼越于外而成阴极似阳之证。外虽现一派热象，是为假热；而内则寒凉已极，是为真寒。如确系阳证，内热熏蒸，应见大渴饮冷，岂有尚喜滚饮乎？况脉来虚浮欲散，是为阳气将脱之兆' 治之急宜回阳收纳，拟白通汤加上肉桂为方：附子 60g，干姜 26g，上肉桂 10g（研末，泡水兑入），葱白 4 茎。

方子开好，病家称家中无人主持，未敢服药，实则犹疑不定。次日又延吴氏诊视，"仍执前方不变"。并告以先用肉桂泡水试服，若能耐受，则照方煎服。病家如法试之，服后即吐出涎痰碗许，人事稍清，内心爽快，遂进上方。病情即减，身热约退一二，出现恶寒肢冷之象，已无烦躁谵语之状，且得熟睡片刻。乃以四逆汤加上肉桂续服：附子 100g，干姜 36g，甘草 12g，上肉桂 10g（研末，泡水兑入）。服药 1 剂，身热退去四五，脉稍有神。尿赤而长，略进稀饭。再剂则热退七八，大便已通。

唯咳嗽痰多夹血，病家另请数医诊视，皆云热证，出方不离苦寒凉下之法，鉴于前医之误，未敢轻试。其时病人吃梨一个，当晚忽发狂打人，身热大作，有如前状。又急邀吴氏诊视，见舌白而滑，仍喜滚饮，判为阳神尚虚，阴寒未净。仍主以大剂回阳祛寒之法，照第二方剂量加倍，另加茯苓 30g，半夏 16g，北细辛 4g，早晚各 1 剂，即日进 2 剂。连服 6 剂，身热已退，咳嗽渐愈，饮食增加，小便淡黄而长，大便转黄而溏。前方去半夏、细辛，加砂仁、白术、黄芪善后，连进 10 余剂，诸症俱愈。

评析：火神派认证只分阴阳，"功夫全在阴阳上打算"，最能体现其水平之处在于对寒热真假的辨识上。此案既显出吴氏辨证准确，独具胆识，又示其火神派用药风格。在一派热象之中，以"舌白而滑，渴喜滚烫水饮，脉浮虚欲散"为辨识阴证眼目。另外，从其服苦寒之药而病"愈进愈剧"，亦可推知绝非阳证。最可奇者，病人吃一梨后，"忽发狂打人，身热大作，有如前状"，此系阴证食凉加重，阳气欲脱之象，吴氏加倍重用附子，不夹任何凉药，挽回此等重症，确有超人见识。

姜、附之剂偏于峻热，人所共知。当病家对投用大剂姜、附犹疑不决时，吴氏有试服一招，即先让患者服用肉桂研末泡水试之，果系阴证，患者必能耐受；反之，可知辨证之误，但亦不致酿成恶果，显出圆机活法之妙，此乃吴氏独到经验。

(2) 原云南省某医院院长秦某,有独子名念祖,13 岁。患伤寒病发热 20 余日不退。秦精于西医,邀同道会诊,均断言无法挽救。1948 年 1 月 7 日邀吴氏诊视:发热不退已 20 余日,晨轻夜重,面色青黯,两颧微发红,口唇焦燥而起血壳,日夜不寐,人事不省。呼吸喘促,时而发迷无神,时又见烦乱谵语,两手乱抓有如撮空理线。食物不进,小便短赤,大便已数日不通,舌苔黑燥,不渴饮,喂水仅下咽二三口,多则不吮。脉象浮而空,重按无力。

此系伤寒转入少阴,阴寒太盛,阴盛格阳,致成外假热而内真寒之阴极似阳证。外虽现一派燥热之象,内则阴寒已极,逼阳外浮,将有脱亡之势。法当大剂扶阳抑阴,回阳收纳,交通心肾,拟方白通汤加上肉桂:附子 250g,干姜 50g,葱白 4 茎,肉桂 15g(研末,泡水兑入)。

当晚服后,稍见安静,得寐片刻,面部青黯色稍退而略润,脉象不似昨日空浮,烦躁谵语稍宁。但见欲寐愈甚,现出少阴虚寒本象,又照原方煎服一次,以下为逐日诊治记录:

8 日:热度稍降,唇舌已较润,烦乱止。但有时仍说昏话,曾呕吐涎痰一次,仍以白通汤加味:附子 300g,干姜 30g,茯苓 30g,肉桂 15g(研末,泡水兑入),葱白 4 茎。上方服后,整夜烦躁不宁,不能入寐。

9 日:脉稍有力,热度较前稍降,神情淡漠,不渴饮。此系阴寒太盛,阳气太虚,虽得阳药以助,然病重药轻,药力与病邪相攻,力不胜病,犹兵不胜敌。虽见烦躁不宁,乃药病相争之兆,不必惊疑,尚需加重分量始能克之:附子 400g,干姜 150g,肉桂 20g(研末,泡水兑入),朱茯神 50g,炙远志 20g,丁香 5g,生甘草 20g。为救危急,煎透后 1 小时服药一次。下午 5 时又视之,病势已大松,烦躁平定,人已安静,小便转较长。病有转机,是夜又照原方连进,大便始通,泻出酱黑稀粪 3 次,发热已退去大半,烦乱谵语已不再作,且得熟寐四五小时。

10 日:脉浮缓,唇舌回润,黑苔退去十之六七,身热退去十之八九,照第三方加砂仁 10g,苍术 10g,吴茱萸 8g 治之。

11 日:大便又畅泻数次,其色仍酱黑。身热已退净,唇上焦黑血壳已脱去,黑苔更见减少,津液满口。日夜泄泻 10 余次,秦君夫妇为此担心,认为有肠出血危险,每见其子排泄大便,即流泪惊惶不已。当即解释,良由寒湿邪阴内盛,腹中有如冰霜凝聚,今得阳药温化运行,邪阴溃退,真阳返回而使冰霜化行。所拟方药皆非泻下之剂,其排泄者为内停寒湿污秽之物,系病除佳兆。病家疑虑始减,继以大剂温化日夜连进:附子 400g,干姜 80g,肉桂 20g(研末,泡水兑人），砂仁 10g，茯苓 50g，薏苡仁 20g，白豆蔻 8g，甘草 30g。

12 日：大便又泻 10 余次，色逐渐转黄，小便已较清长，黑苔全退，尚有白滑苔，食思恢复，随时感到腹中饥饿而索求饮食，继拟下方调治：附子 400g，干姜 80g，肉桂 20g（研末，泡水兑入），砂仁 10g，黄芪 30g，炙甘草 20g，龙眼肉 30g。

13 日：大便仅泻 2 次，色黄而溏，唇色红润，白滑苔已退净，神识清明，食量较增，夜已能熟寐，脉静身凉，大病悉退，但阳神尚虚，起动则有虚汗而出，拟黄芪建中汤加桂附调理：附子 300g，黄芪 80g，桂枝 20g，杭白芍 30g，炙甘草 20g，肉桂 20g（研末，泡水兑入），生姜 30g，大枣 4 枚，饴糖 30g（烊化，兑入）。

14 日：脉沉缓而有神，唇舌红润，大便泻利已止，小便清长，有轻微咳嗽，腹中时或作痛，拟四逆汤加味治之：附子 300g，干姜 100g，细辛 8g，肉桂 11g（研末，泡水兑入），陈皮 10g，法半夏 10g，甘草 10g。

15 日：咳嗽、腹痛已止，唯正气尚虚，起卧乏力，继以四逆汤加党参、黄芪善后调理，服五六剂而愈，体质健康如常。

　　评析： 此证发热，口唇焦燥，双颧微红，烦乱不寐，小便短赤，大便不通，舌苔黑燥等颇似阳热之象，怎么看都是热证；但从面色青黯，人事不省，不渴，脉浮而空等症判为内真寒而外假热，"阴寒已极，逼阳外浮，将有脱亡之势"，其认证之准确，令人钦佩。投以大剂白通汤，不夹一味阴药，每日一诊，随时调方，附子从 250g 增加到 400g，且日进 2 剂就是 800g，终于救治如此危症，确实惊世骇俗，真善用附子大家也。

　　（3）产褥热：罗某，女，31 岁，云南人。1959 年 1 月 30 日初诊：患糖尿病多年，临产住某医院。剖腹产后 20 余日，一直高热不退，服西药、注射抗生素，体温未退，人弱已极。寒入少阴，格阳于外，下午体温 39.8℃，小腹冷痛，食欲不振，大便溏泄色绿，脉沉而紧，舌苔白滑而厚腻，此乃少阴寒化之证，急宜扶阳收纳主之，否则阳脱危殆费治，以白通汤加肉桂：附子 150g，筠姜 80g，上肉桂 10g（研末，泡水兑入），葱白 6 茎。

　　二诊：服前方 2 剂后，六脉均已和缓，发热已退，脉静身凉，舌苔已退七八，唯里寒未净，小腹作痛，稍能食，人无神，以四逆汤加味治之：附子 100g，吴茱萸 8g，筠姜 30g，茯苓 20g，北细辛 8g，生甘草 8g。

　　服此方 4 剂后，症悉退，食增神健，痊愈出院。

十二、阳极似阴证

大承气汤

（1）张某之妻，年四旬余。体质素弱，患痰饮哮喘咳嗽多年，屡服滋阴清肺之药罔效，余以小青龙汤加附子及四逆二陈加麻辛汤等治之，服 10 余剂后病愈而复健康。数年后感染时疫，初起发热而渴、头体痛。某医以九味羌活汤加麻黄、桂枝 1 剂，服后则汗出而昏厥。

延余诊视，脉沉伏欲绝，肢厥肤冷，唇焦齿枯，口不能张，问其所苦不能答。此系瘟疫误表过汗伤阴，疫邪传入阳明，复感少阴君火，热化太过，亢阳灼阴，真阴欲绝，邪热内逼致使真阴外越，遂成阳极似阴之证。急与清热养阴生津之剂，方用生脉散煎汁，频频喂服：米洋参 10g，麦门冬 26g，北五味子 6g，生甘草 6g。

药汤下咽后数刻，脉来沉数，肢厥渐回，口气仍蒸手。邪热未溃，仍照前方加生石膏 50g，生地 40g，知母 30g，贝母 30g。

是晚再诊，脉来洪数，人事稍清，视其苔黄黑而生芒刺，壮热渴喜冷饮，小便短赤，大便燥结不通。《黄帝内经》云："热深者厥亦深也。"今得前二方以济之，促其真阴内回，阳热始通，故反呈现壮热烦渴饮冷等证，邪热内炽燥结阳明，真阴仍有涸竭之虞。当即主以凉下救真阴，拟白虎承气汤加味 1 剂：生石膏 26g，知母 16g，沙参 16g，生大黄 10g（泡水兑入），枳实 13g，厚朴 13g，芒硝 6g，生甘草 6g，黄连 5g，生地 16g。

服 1 剂后，大便始通，苔刺渐软，身热稍退。又服 2 剂，热退六七，口津稍回，仍渴喜冷饮。续服第 3 剂，乃下黑燥粪，恶臭已极，热退七八，已不见渴，稍进稀粥。又照此方去枳实、厚朴，加天门冬 40g、麦门冬 40g，连进 2 剂后，脉静身凉，津液满口，唯尚喜冷饮。仍照原方去芒硝，并将石膏、大黄减半，加入当归 16g，杭白芍 13g，连进 4 剂而愈。继以四物汤加党参、黄芪，调理 10 余日而康复。

原按：此阳极似阴危笃之证，连进凉下 9 剂，始将疫毒邪火扑灭净尽，转危为安。本证燥热合邪，消灼真阴，津液涸竭，危在旦夕。如不用釜底抽薪之法，连用大凉大下之剂，万难奏效。诚言有是病，用是药。如方药对证，石膏、大黄亦妙药也。

评析：吴氏治疗实热之证，用凉药之重不下于用桂附热药，且白虎汤合承气汤，清下并用，即仲景亦未用过，颇见胆识。

火神派不仅擅用姜、附热药，而且也擅用硝黄、石膏等凉药，郑钦安称"附子、大黄为阴阳二证两大柱角"，对白虎汤、承气汤等清热泻火剂的使用都十分纯熟："白虎汤一方，乃灭火救阴之神剂也。""大承气汤一方，乃起死回生之方，亦泻火救阴之方也。"（《医理真传·卷三》）

（2）张某，男，22岁，四川会理县军士。1921年3月值瘟疫流行，被染而发病。发高热已10日，延余往诊。刚到该处，见另一军士搀扶病者出门外小解，小便清长如水，旋即目珠上视，其势欲脱。速诊其脉，沉数而细，唇焦口燥，苔黄黑而起刺，以手试之，则口气蒸手，仓猝之时药石不济，恐阴液脱绝，急以冷水灌之，连喂二碗，目珠始返回如常，神识转清。

询及病已10日，壮热烦渴，大便不通，小便短赤，曾服发表退热药数剂，汗后身热不退，反见溺多清长。此系邪热内盛，复被发表劫汗，重伤阴液，逼阴外脱之险象，急宜凉下以救真阴，主以承气白虎汤：生石膏30g（碎，布包），知母13g，枳实13g（炒，捣），生大黄16g（泡水兑入），厚朴13g（炒），芒硝10g，川黄连10g，粳米10g。

次日复诊，大便已通，下出酱黑燥屎若干，身热已退六七，小便反见短赤，此邪热已经溃退，阴液尚未恢复，脉仍沉数，喜饮清凉，照原方去黄连加麦门冬26g。

再诊，舌苔已退净，津液满口，渴饮止，神食较增，小便已清利如常。遂照原方去石膏加黄芪26g，生地改为熟地15g，连服3剂而愈。

评析：火神派不仅擅用姜、附热药，而且也擅用硝黄、石膏等凉药，郑钦安称"附子、大黄为阴阳二证两大柱角"，对白虎汤、承气汤等清热泻火剂的使用都十分纯熟："白虎汤一方，乃灭火救阴之神剂也。""大承气汤一方，乃起死回生之方，亦泻火救阴之方也。"（《医理真传·卷三》）

（3）张某，男，年30岁。1924年3月，感瘟疫之邪而病，服前医之方香苏散合升麻葛根汤等2剂未效。病已八九日，延余诊视：壮热烦渴饮冷，谵语烦躁，大便不通，小便短赤。脉来洪数，舌苔黄而生芒刺，唇赤而焦，鼻如烟煤而干燥。此系瘟疫邪气传里入腑之证，邪热内甚，形成亢阳灼阴，真阴涸竭，急当釜底抽薪凉下以救真阴，拟白虎合承气汤方加减治之：生石膏30g，知母13g，生甘草6g，白粳米13g，麦门冬16g，生大黄13g（泡水兑入），芒硝10g，厚朴

13g（炒），枳实 12g（炒、捣碎），生地 13g。

服后下出硬结燥屎一次。次日复诊，病状已减，壮热较退，口津略生，因嘱照原方再进 1 剂。

3 日复诊：服药后又解润大便 3 次，身熟退去其半，谵语止，烦渴已减。拟用加味人参白虎汤，养阴生泽并除余热：人参 24g，生石膏 24g（碎，布包），知母 12g，麦门冬 15g，生地 15g，黄连 5g，玄参 10g，枳壳 12g，大黄 6g（泡水兑入），甘草 6g，粳米一撮。

服后当晚夜半，忽而肢冷畏寒，继则抖战不可忍，旋即大汗如洗，热退肤冷，脉微欲绝。斯时病家惶恐不已，促余再诊，视之则患者脉来缓弱，舌润，口生津液，渴饮已止，呼吸平和。当即告之，此名"战汗"，为病退之兆，切勿惊扰，但可温覆，否则战汗出而中止，病当不愈。

4 日清晨续诊：唇舌润，苔皮脱，津液满口，已脉静身凉。大病悉退，进稀粥 2 碗。继以生脉散加当归、生地、杭白芍养阴生津，服 2 剂而愈。

原按："壮火食气"为本病之症结所在。邪热太盛，亢阳灼阴，真阴涸竭，患者危在旦夕，今得凉下连进，邪热溃退，真阴来复，正气胜邪，"战汗"之作，实为病愈佳兆。吴又可《瘟疫论》曰："……忽得战汗，经气输泄，当即脉静身凉，烦渴顿除。"证诸临床，乃切实之经验。

十三、头痛

麻黄附子细辛汤

邓某，男，成年。初以受寒发病，误服辛凉，病经十几天，头痛如斧劈，势不可忍。午后恶寒身痛，脉沉弱无力，舌苔白滑而不渴饮。辨为寒客少阴，阻碍清阳不升，复因辛凉耗其真阳，止虚阳弱，阴寒遏滞经脉。头为诸阳之会，今为阴邪上攻，阳不足以运行，邪正相争，遂致是症。治以辅正除邪之法，麻黄附子细辛汤加味：附子 100g，干姜 36g，麻黄 10g，细辛 5g，羌活 10g。

1 剂痛减其半，再剂霍然而愈。

评析：此案"头痛如斧劈"，据其"午后恶寒身痛，脉沉弱无力，舌苔白滑而不渴饮"，辨为寒客少阴，治以麻黄附子细辛汤加羌活，用药简练，彰显经典火神派风范。

十四、痹证

四逆汤加味

（1）田某之妻，30余岁。患风湿痹证，右手关节疼痛发麻，自觉骨间灼热，但又见寒生畏。病已10余日，曾服四逆汤加白术、当归等剂未效，疼痛忽轻忽重，固着肩肘，痛甚不休。吴氏审病查方，认为乃风寒湿邪杂合而至，阻遏经脉，阳不足以运行通利关节，不通则痛。"虽应用姜附之辛温以化散寒湿，然杂以归术之壅补滋腻，犹如闭门捉寇，遂使邪气难化。因照前方去当归、白术加入桂枝、细辛、茯苓治之"，1剂显效，2剂霍然。

按：火神派扶阳讲究单刀直入，不夹阴药。作为经典火神派代表，吴氏用药专精，即或补气药也绝少应用，嫌其掣肘。"正治之方决勿夹杂其他药品，如果加入寒凉之剂则引邪深入；加入补剂则闭门留寇，必致传经变证，渐转危笃费治"（《医药简述》）。本案以亲身实践诠释了这一点。

（2）血栓性静脉炎：杨某，男，32岁。双下肢小腿部血管胀痛，皮色发青，双足冰冷，终日不能回温，稍多行走，则足软无力，胀痛难忍，步履维艰。某医院诊断为"慢性血栓性静脉炎"，建议手术治疗，病者不愿接受，因而改服中药。吴佩衡先生视之，认为此系阳气内虚，寒湿凝滞下焦，阳不足以温煦筋脉，遂致寒凝血瘀，血脉不通而作痛。察其脉沉迟而涩，舌质含青，杂有瘀斑瘀点，主以温肾助阳，行瘀通络之法。方用：附子80g，干姜30g，桂枝50g，北细辛10g，伸筋草10g，桃仁10g（捣），红花8g，甘草8g。

初服则胀痛更甚，再服觉痛麻兼作，患者疑之，遂来复诊。告之此乃阳药温化运行，行瘀通脉之效果，再服无妨。照原方去桃仁加羌活9g，白芷9g，连服2剂则疼痛渐除，双足回温。在原方基础上加减散寒除湿活络之剂调治之，数剂而愈。

按：此例"初服则胀痛更甚，再服觉痛麻兼作，患者疑之"。吴氏胸有定见，"告之此乃阳药温化运行，行瘀通脉之效果，再服无妨。"若无经验者，恐怕只能改弦易辙矣。

十五、厥脱

四逆汤

（1）鼻衄欲脱：秦某，男，64岁。素多痰湿，咳嗽多年。昨因咳嗽气急上涌，忽然鼻血不止，注射止血针剂不效，延吴氏急诊：面色惨淡，鼻衄不止，冷汗淋漓，沉迷无神，气息低弱呈奄奄一息状。舌淡夹青而少血色，脉芤虚欲散，二三至而一止。辨为气虚不能摄血，阳虚不能守阴，复因咳嗽挣破血络而衄。病势颇危，有阳气外脱之势，急宜扶阳收纳，若能血汗均止，尚有生机，以参附汤加味急救：附子30g，人参10g，炮姜6g，甘草3g，大枣2枚（烧黑存性）。

服1剂则效，衄减，神气转佳，再剂血汗均已得止。原方加黄芪24g，附子增为60g，连服2剂，唇舌色已红润，脉来和缓有神，继续调理而愈。

评析：此证一派阳虚欲脱之象，辨之不难。难的是除炮姜一味外未用止血药，而以大剂附子扶阳为主，"血汗均已得止"，尽显火神派风格。

（2）寒闭：姚女，18岁。上年患白喉证服寒凉药过多，以致经期不调，三五月一至，时时"发痧"，此系阳虚血寒已极无疑。因天癸数月不至，用蚕沙100g泡酒服之，冀使通达。孰料服两小盏后，骤发危象，急延吴氏诊视：六脉俱绝，唇爪俱黑，面目全身皆发青，牙关紧闭，用物拨开，见口舌亦青黑，四肢厥逆，不省人事，气喘欲脱。缘由素体虚寒，且过服蚕沙酒系寒凉之物，致成纯阴无阳之候。急以肉桂泡水灌之，偶咽下一二口，觉气稍平。频频灌喂，喘息渐定，稍识人事，目珠偶动，呼之乃应，脉仍不见应指。因思暴病无脉系闭，久病无脉乃绝。此乃暴病所致，肉桂强心温暖血分之寒，服之气机稍回，必有生机。约两小时始能言语，言其周身麻木，腹中扭痛，忽而大泻酱黑稀便。诊脉隐隐欲现，色象稍转，气微喘，试其舌青黑冰指，乃以大剂回阳饮：附子60g，干姜20g，肉桂20g（研末，泡水兑入），甘草10g。

次日六脉俱回，轻取弦紧重按无力而空。唇舌青黑悉退，唯面部仍稍带青绿色，觉头晕，体痛，腹中冷痛，喜滚饮。此阳气尚虚，里寒未净，宜击鼓直追，继以上方加味治之：天雄片60g，干姜12g，炮姜12g，肉桂10g（研末，泡水兑入），桂枝12g，炒吴茱萸6g，半夏12g，茯苓15g，甘草6g。连服数剂，厥疾遂瘳。

评析：厥证无论闭脱，均系危急重症，用大剂附子需要久煎，恐怕缓不济急。值此之际，吴氏先用肉桂泡水灌服，可堪借鉴。

（3）伤寒并肠出血：张某之子，8 岁。1945 年 4 月，患伤寒病已 10 余日，住原昆华医院，病势日趋严重，遂将病儿移回家中。4 月 23 日改延余诊视：面青唇白而焦，舌质红而润无苔，脉象弦紧，按之则空虚无力。潮热，日轻夜重，神识昏愦，言语昏乱，腹胀如鼓。曾大便下血二次，小便短少而赤，形体羸瘦。

此系伤寒病寒入阴分，致腹中阴霾四布，元阳大虚，已成危证，恐有将脱之虞。当以扶阳抑阴治之，然温热之药服后，触动阴寒，必有吐泻之状，由于正气太虚，一线残阳将脱，唯恐吐泻之时，又易痰鸣气喘虚脱，思考再三，只有背城一战，方有挽回之机。急以通脉四逆汤加上肉桂：黑附子 100g，干姜 26g，生甘草 10g，上肉桂 10g（研末，泡水兑入），葱白 2 茎。

服药二次旋即呕吐涎水，继则泄泻黑粪，腹胀已消去其半，幸未气喘痰鸣，唯精神太弱。当即告之已有转机，宜原方再进 1 剂。

24 日复诊：服药后吐泻、腹胀若失，弦紧脉象已平，潮热亦退。缘伤寒大病日久，元阳大耗，臌胀虽消而邪阴未净，阳神未充，尚见沉迷无神，时有烦乱说昏话。仍以扶阳抑阴：附子 130g，干姜 26g，上肉桂 13g（研末，泡水兑入），西砂仁 4g，茯神 16g，炙远志 3g，生甘草 4g。

25 日三诊：服昨方后已不再吐，大便溏泄三次，色已转黄，此系胃阳来复之兆。烦乱已平，神识亦清，体温、脉搏已转正常。稍进食物，病势逐渐减退，唯阳神尚虚，仍以扶阳扶正：附子 130g，干姜 26g，上肉桂 10g（研末，泡水兑入），西砂仁 6g，法半夏 6g，炙远志 6g，炙冬花 6g，茯神 15g，甘草 6g。

26 日四诊：唇舌红润，脉较有神，精神较佳，饮食大增，已无痛苦，继用黄芪四逆汤加味调理数剂而愈。

评析：吴氏屡用达药，知道"温热之药服后，触动阴寒，必有吐泻之状，由于正气太虚，一线残阳将脱，唯恐吐泻之时，又易痰鸣气喘虚脱，思考再三，只有背城一战"，以通脉四逆汤加上肉桂主之。服药二次果然呕吐涎水，继则泄泻黑粪，幸未气喘痰鸣，当即告之已有转机，经验丰富。

十六、血证

四逆汤

（1）咯血：张某，男，25 岁。虚劳咳嗽已经数月，始因盗汗，遗精，食少难寐，求医无效。近则午后恶寒，发热如潮。面颊及口唇色赤如艳，痰嗽不爽，咳声嘶嗄，咯血盈碗。耳鸣，眼花，头常昏晕，气短而喘，精神疲惫，不能入寐。脉来虚数无力，舌根白腻。查所服之方，均以阴虚有热为治，病势反见沉重。盖此病良由素禀不足，肾气太亏，真阳内虚不能镇纳阴邪，阴寒水湿挟痰浊上逆于肺，阻遏肺肾升降气机，表阳失固，营阴不敛，则汗易外泄。虚阳无力统摄血液，则散漫游溢脉外而咯血。阴阳相执，虚阳被阴寒格拒于外，发为潮热。虽发热而有恶寒相伴，脉见数，然其体状虚软无力，全属一派阳虚阴寒之象，非阴虚火旺之肺燥咯血可比。往日所治，南辕而北辙，徒劳无功。唯有依照甘温除热之旨，方可挽回生机，方用甘草干姜汤加附子：炙甘草24g，炮黑姜15g，附子45g，大枣3枚（烧黑存性）。服1剂，咯血止。再剂则喘咳稍平，精神较增，再拟四逆汤加味：附子60g，干姜15g，炮黑姜15g，西砂仁15g，炙甘草15g，大枣4枚（烧黑存性）。

服后痰多而兼杂黑血，此乃得阳药温化运行，既已离经之血随痰浊而排除。连进4剂，潮热退半，血痰已不见。各症均有所减，泻下黑酱稀粪，为浊阴下降。脉转缓稍有力，饮食略增。病情大有转机，照前方去大枣加倍分量，加茯苓30g，白术18g。连进5剂，颊唇赤色已退，喘定八九，潮热微作，竟得熟寐。咳痰有减，咳声较洪，此肺气之通达也。再进数剂则潮热不作，食思倍增，咳痰更减。

唯其周身骤然水肿，面足尤甚。病家因见肿象，不知为阴邪始退，元气来复之兆，突生疑惧，改延他医诊视，断言"误服附子中毒"所致，主以绿豆、贝母、熟地、洋参等药。服后是晚喘咳顿作，气滞痰涌，身热再燃。惊惶失措又复促吴氏往诊。知病家不识医理，朝夕更医，几使前功尽弃，吴以诚言相告，力主大剂辛温，逆流挽舟以回颓绝，方用：附子200g，干姜60g，北细辛6g，麻茸4g，上肉桂12g（研末，泡水兑入），茯苓60g，甘草24g。服后微汗，身热始退。连进3剂后，小便畅通，水肿尽消。遂照原方去麻茸加砂仁15g。5剂后，咳痰减去七八，饮食、精神转增。去细辛加黄芪30g，白术30g，再进10剂，诸症悉除。以黄芪建中汤加味善后：黄芪100g，桂枝24g，杭白芍24g，附子150g，党参20g，白术20g，西砂仁15g，大枣4枚，生姜30g，饴糖30g（烊化兑入）。

　　评析：吴佩衡继承郑钦安观点，对多种出血病症从阳虚失于固摄着眼，以扶阳止血为法，积累了十分丰富的经验。在《吴佩衡医案》中，有咯血、衄血、便血、崩漏、胎漏等各种血证10例医案，均从扶阳着眼，以大剂附子入手，皆收止血愈病佳效。

此案服用四逆汤后，咯血、咳喘等主症大减，"唯其周身骤然水肿，面足尤甚"。本是"阳药运行，阴邪化去"之正常反应。无奈病家不识，"突生疑惧，改延他医"，误投滋补，导致病情反复。吴氏重予温阳，立即改观，说明治法正确，绝非"误服附子中毒"。郑钦安曾专门指明："服辛温10余剂后，忽然周身面目水肿，或发现斑点，痛痒异常，或汗出，此是阳药运行，阴邪化去，从七窍而出也。"

（2）鼻衄：李某，14岁，素患鼻衄，无他痛苦，故未用药调理。某日偶感客邪，身热恶寒，头疼体痛，喜冷饮，脉浮而细数，主以麻杏石甘汤1剂霍然。异日外出，适值阴雨天寒，又复感冒而病，发热恶寒，头昏疼，肢体酸痛，不渴饮，脉反沉细而弱，主以麻黄细辛附子汤加桂枝尖、生姜1剂。服后汗出热退，次晨忽又鼻衄不止，用物塞鼻孔则血由口中溢出，似有不可止之状。头晕，腹痛，面色淡而无华，形弱神疲，复诊其脉迟缓而弱。此乃气血素亏，阴阳不相为守也。血虚散漫妄行，气虚则无力统摄，易致离经外溢。表邪虽解气血尚虚，主以四逆当归补血汤：附子50g，炮黑姜15g，砂仁6g，大枣3枚（烧黑存性），黄芪15g，当归15g。

1剂衄血立止，再剂霍然。是夜因大便用力，起身时忽而气喘咬牙，昏厥欲绝，唇青，面色灰白，脉细迟无力，扶之使卧稍定，乃以四逆汤加上肉桂治之，连进4剂而愈。

> 评析：此案先是身热恶寒，喜冷饮，判为表寒里热，主以麻杏石甘汤1剂霍然；继则发热恶寒，肢体酸痛，脉反沉细而弱，判为太少两感，主以麻黄细辛附子汤，服后汗出热退。两次虽有里热、阳虚不同表现，但一直都未离表证的处理，亦即"把好太阳关"之义。

十七、乳痈

1. 麻黄附子细辛汤加味

尹某，25岁。产后6日，因右侧乳房患急性乳腺炎经用青霉素等针药治疗，病情不减。改延中医诊治，投以清热解毒之剂，外敷清热消肿软膏。诊治十余日，寒热不退，乳房红肿疼痛反而日渐增剧，遂延吴氏诊视：发热而恶寒，体温37.4℃，午后则升高至39℃左右。头痛，全身酸痛，右乳房红肿灼热而硬，乳汁不通，痛彻腋下，呻吟不止。日不思饮食，夜不能入眠，精神疲惫，欲寐无神。

脉沉细而紧，舌质淡而含青，苔白厚腻。辨为产后气血俱虚，感受风寒，经脉受阻，气血凝滞。后又误服苦寒之剂，伤正而助邪，遂致乳痈加剧。法当扶正祛邪，温经散寒，活络通乳，方用麻黄附子细辛汤加味：附子30g，麻黄9g，细辛5g，桂枝15g，川芎9g，通草6g，王不留行9g，炙香附9g，生姜15g，甘草6g。

连服上方2次，温覆而卧，遍身絷絷汗出，入夜能安静熟寐。次晨已热退身凉，头身疼痛已愈，乳房红肿热痛减半，稍进稀粥与牛奶，脉已和缓。舌青已退而转淡红，苔薄白，根部尚腻。继以茯苓桂枝汤加味调之，乳房硬结全部消散，乳汁已通，眠食转佳，照常哺乳。

原按：治妇人乳痈初起：每因产后乳妇气血较虚时，抵抗力弱，易患此证。新产之妇，尤易患此。本证良由哺乳时，乳房外露，易受风寒而成。在初起时，乳房内肿硬作痛，畏寒体酸困，或则发热头体痛，舌苔白滑不渴饮，亦有清涕鼻阻者，如感风寒较轻，乳房肿不甚者，即以此方加桂枝24g、通草9g、香附12g、生姜24g。服1剂汗出表解肿消，痛亦止，最多服两剂即愈。如表解乳痈止而肿块未全消，再以白通汤加细辛、通草服一二剂，无不特效。倘外敷清火拔毒消肿药，内服苦寒之剂，必致红肿溃脓，痛苦万状，亦会影响哺乳及母子健康。若红肿有脓，服药不能消散，即请西医开刀挑脓为要。

评析：此证乳房红肿疼痛，发热，极易判为热证，但是"投以清热解毒之剂，外敷清热消肿软膏。诊治十余日，寒热不退"，可知并不支持热毒判断；而从恶寒，头痛，全身酸痛来看，是为表证；再从精神疲惫，欲寐无神，脉沉细而紧，舌质淡而含青来看，显系阳虚之兆。外见表邪，内已阳虚，故投麻黄附子细辛汤而收效，药证相符，自然取效。整个治疗未用一味凉药，识证之准，用药之确，确显吴氏功力。

2. 白通汤加味

谢某，女，24岁。产后六七日，因夜间起坐哺乳而受寒，次日即感不适，恶寒、发热，头身疼痛，左乳房局部硬结，肿胀疼痛。当即赴省某医院诊治，服银翘散、荆防败毒散等方加减数剂，发热已退，仍有恶寒，左乳房硬结红肿不散，反见增大，疼痛加剧。1周后，创口溃破，流出少许黄色脓液及清淡血水，经外科引流消炎治疗，半个月后破口逐渐闭合。但乳房肿块未消散，仍红肿疼痛，乳汁不通，眠食不佳。每日午后低热，懔懔恶寒，历时1个月未愈，延吴佩衡先生诊视：患者面色㿠白，精神疲惫，脉沉细而弱，舌质含青色，苔白厚腻。此乃寒邪失于宣散，阻滞经脉血络，迁延未愈，血气耗伤，正气内虚，无力抗邪外出。局部虽成破口而脓根未除尽，创口虽敛而痛患未能全部消除，此即所谓养痈而遗患也。法当温通里阳，排脓消肿，散结通乳。方用白通汤加味：附子150g，干姜15g，川芎10g，当归15g，桔梗10g，皂角刺9g，赤芍10g，通草6g，细辛5g，白术12g，葱白3茎。2剂后，恶寒、低热已解，体温退至正常，左乳房红肿硬结渐消。唯乳头右下方复觉灼热、刺痛，局部发红，稍见突起。此系得阳药温运，气血渐复，血脉疏通，正气抗邪，已有托脓外除之势。脉沉细而较前和缓有力，舌质青色已退，舌心尚有腻苔。继以上方加香附9g，连服2剂。腐败之血肉已化脓成熟，局部皮肤透亮发红。服3剂后，脓包自行溃破，流出黄色脓液半盅多，疼痛顿减，红肿消退。再以四逆汤合当归补血汤加白术、杭芍、桂枝、川芎等连进4剂，脓尽肿消，创口愈合，病告痊瘳。

　　评析：此证乳房红肿疼痛，午后低热，容易认作阳热之证。观其"面色㿠白，精神疲惫，脉沉细而弱，舌质含青色，苔白厚腻"，则是一派阴象，因此断为虚阳外越所致，竟用附子150g大剂治之，非吴氏这等火神派大家，难以有此手眼。审其用药，尚含有当归四逆汤之意。

十八、崩漏

四逆当归补血汤

　　（1）方夫人，35岁，罗平县人。素患半产，此次怀孕五月又堕。初起腰腹坠痛，继则见红胎堕，血崩盈盈成块，小腹扭痛，心慌目眩，气喘欲脱。脉芤虚无力，两寸且短，唇淡红，舌苔白滑舌质夹青乌。据其丈夫云，是晚曾昏厥二次。由素患半产，肾气大亏，气虚下陷，无力摄血，阳气有随血脱之势，以气生于肾，统于肺，今肺肾之气不相接，固气喘欲脱。以四逆汤扶阳收纳，启坎阳上升为君，佐以当归补血汤，补中益气而生过伤之血，艾叶、大枣温血分之寒，引血归经：黑附子150g，炮黑姜45g，炙甘草24g，北黄芪60g，当归24g，蕲艾叶6g（炒），大枣5枚（烧黑存性）。

　　1剂后，血崩止，气喘平，病状已去十之六七，精神稍增，仍用原方1剂服完，症遂痊愈。

评析：下部出血诸症如血崩、便血等，以四逆汤启坎阳上升为君，佐以当归补血汤，补中益气而生血，艾叶、大枣温血分之寒，2剂即收痊愈之功，吴氏此案用药堪作范例。

（2）杨某，女，41岁。适值月经来潮，抬重物用力过猛，骤然下血如崩。先后诊治，皆云血热妄行，服用清热、止血之剂，血未能止，迁延10余日以致卧床不起，延吴氏诊治：面色蜡黄，精神疲倦，气短懒言，不思饮食，手足不温。经血仍淋漓不断，时而如潮涌出，皆清淡血水兼夹紫黑血块，腰及小腹酸胀坠痛。舌质淡，苔薄白少津，脉沉涩。此乃阳气内虚，冲任不守，气不纳血，血海不固，致成崩漏之证。方用回阳饮加人参扶阳固气：附子120g，吉林红参9g，炮黑姜9g，上肉桂9g（研末，泡水兑入），甘草9g。服2剂后，流血减少其半，血色淡红，瘀块减少，呼吸已转平和，四肢回温。原方加炒艾叶15g，阿胶24g（烊化，分次兑服），炒白术9g，侧柏炭9g。连服3剂后，流血大减，仅为少量淡红血水，精神饮食增加，面色已转润泽，舌质显红润，苔薄白，脉缓弱，已能起床。阳气回复，气血渐充，欲求巩固，仍须与甘温之剂调补之，以四逆当归补血汤加味：附子90g，黄芪60g，当归30g，干姜15g，上肉桂12g（研末，泡水兑入），炒艾叶15g，阿胶12g（烊化，分次兑服），甘草9g。连服5剂，流血全止，精神、饮食基本恢复，颜面唇舌已转红润，脉象和缓，能下床活动。继服四逆当归补血汤加上肉桂、砂仁，服20余剂，气血恢复，诸症获愈。

评析：崩漏之症，出手即用附子120g，药仅5味，不滥加冗药，确为经典火神派风范。吴氏所谓回阳饮系指四逆汤加肉桂而非加人参，他称之为"大回阳饮"。所加艾叶、阿胶、肉桂、砂仁，俱可借鉴。

（3）范某之妻，28岁。身孕6个月，因做家务不慎，忽而跌仆，遂漏下渐如崩状，腰及少腹坠痛难忍，卧床不起。延至六七日，仍漏欲堕。吴氏诊之，认为气血大伤，胎恐难保，唯幸孕脉尚在，以大补气血，扶阳益气引血归经为法，拟方四逆当归补血汤加味治之：附子100g，北黄芪60g，当归身24g，阿胶12g（烊化兑入），炙艾叶6g，炙甘草10g，大枣5枚（烧黑存性）。服1剂，漏止其半，再剂则全止，3剂霍然，胎亦保住，至足月而举一子，母子均安。

原按：附子补坎中一阳，助少火而生气，阳气上升，胎气始固。芪术补中土之气，脾气健运，则能统摄血液以归其经，入当归、阿胶以资既伤之血。艾、附相伍，能温暖下元以止腰腹之疼痛。姜、枣烧黑、取其温经止血，且烧黑变苦，得甘草之甘以济之，苦甘化阴，阴血得生。阳气温升，阴血能朴，则胎不堕矣。《黄帝内经》云："治病必求其本。"本固而标自立矣，若只以止血为主，而不急固其气，则气散不能速回，其血何由而止？

评析：此案似应有炮姜一药，吴氏称炮黑姜，试看"原按"中有"姜、枣烧黑、取其温经止血"之语可知。查吴氏其他血症案均用了黑姜。

十九、闭经

益元暖宫汤

宋某，女，27岁。禀赋素弱，婚后多年未孕。初始月经参差不调，需用药调治方能应期而潮。但每次行经量少而黑，少腹坠胀冷痛，如是两三年后，经血渐少以至闭结，迄今已经6年之久。面色萎黄不泽，神情倦怠，少气懒言，毛发稀疏而焦黄。自月经闭止以来，常感头昏耳鸣，心中烦闷。日间困倦思睡，入夜又不能安眠。口淡无味，不思饮食。腰脊酸痛，腿膝酸软无力，手足厥逆，少腹亦感冰冷不适。脉象沉涩，舌质淡嫩色黯夹瘀，苔薄白而润。

此系元阳不足，冲任俱虚，血寒气滞，胞宫寒冷所致。治当温扶下元，温经活血，散寒暖宫，自拟益元暖宫汤：附子100g，干姜15g，当归15g，赤芍9g，桂枝12g，细辛6g，吴茱萸9g，炙香附12g，丹参15g，炒艾叶12g，甘草9g。

服3剂后，腹部疼痛减去七八，少腹冰冷感觉减轻，尚有坠胀感。食思增进，手足四肢回温，心中已不烦闷，夜已能熟寐。脉仍沉涩，舌质淡，瘀黯稍减，苔薄白。继以上方加红花5g以助温经活血之功，并嘱服药时滴酒少许为引，以促其温行血脉之效。告知患者，服药后诸症均见好转，唯腰及少腹又复酸胀痛者，为月经欲潮之兆，幸勿疑误。

上方连服8剂，果如所言。原方中去赤芍加川芎9g，阿胶15g（烊化兑服），药炉不辍连服5剂，经水即潮，先行者为黑色血块，继则渐红。次日，腰腹疼痛随之缓解，行经5日而净。继以八珍汤加香附、益母草、炒艾叶等调补气血。连服10余剂后，面色毛发润泽，精神眠食转佳。其后经信通调，应时而潮，1年后顺产一子。

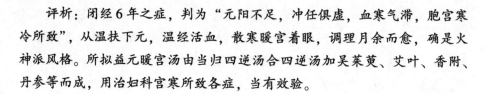

评析：闭经 6 年之症，判为"元阳不足，冲任俱虚，血寒气滞，胞宫寒冷所致"，从温扶下元，温经活血，散寒暖宫着眼，调理月余而愈，确是火神派风格。所拟益元暖宫汤由当归四逆汤合四逆汤加吴茱萸、艾叶、香附、丹参等而成，用治妇科宫寒所致各症，当有效验。

二十、急惊风

桂枝汤

柯某之子，1 岁半，住昆明市。清晨寐醒抱出，冒风而惊，发热，自汗沉迷，角弓反张，目上视。纹赤而浮，唇赤舌淡白，脉来浮缓。由风寒阻塞太阳运行之机，加以小儿营卫未充，脏腑柔嫩，不耐风寒，以致猝然抽搐而成急惊，此为风中太阳肌表之证。以仲景桂枝汤主之，使太阳肌腠之风寒，得微汗而解：桂枝尖 9g，杭芍 9g，生草 6g，生姜 9g，小枣 7 个，入粳米一小撮同煎，服后温复，微汗。1 剂即熟寐，汗出热退，次日霍然。

评析：此案认证准确，选方切当，虽见猝然抽搐，并未用止痉定惊套药，而是认定"风中太阳肌表之证"，以桂枝汤治之，效如桴鼓。仲景服桂枝汤惯例，服药后啜热稀粥，以助胃气。本例则将粳米一小撮同煎，已含医圣之意，此善用经方者也。

二十一、慢惊风

逐寒荡惊汤

张某次子，生甫一岁，住会理县鹿厂街。患惊风证，病颇危笃，3 日来抽搐不已。余诊视之，指纹青黑透达三关，脉沉细而弱，舌苔白滑，面唇青黯，闭目沉迷不省，时而手足拘挛抽掣，乳食不进，夜间发热，大便泄泻绿色稀粪。询及病由，患儿始因受寒感冒起病，初有发热咳嗽，大便溏泄。某医以清热解表药 2 剂，服后白昼身热见退，夜晚又复发热，咳、泻未止。继又拟消食清热药 2 剂，服后病不减，忽而风动抽搐。该医以为肝经风热，又以平肝祛风镇惊药 2 剂，病情反趋沉重而成是状，时病已 10 余日。病势已危重，若辞不治，实非我医者应尽之责，力主逐寒荡惊汤挽救之：上肉桂 6g（研末，泡水兑入），公丁香 3g，炮姜 10g，白胡椒 3g（捣），灶心土 130g（烧红淬水，澄清后以水煎药）。

上方喂服 2 次，少顷呕吐涎痰一小盏，风状略减，抽搐较轻，两眼已睁，目珠已能转动寻视。再喂一次，又吐涎痰盏许，风状已定，抽搐不再发作，咳嗽亦平，夜晚已不再发热。患儿父母见病已恢复，甚为欣慰，但见其子体质羸弱，认为宜培补脾胃，自拟理中地黄汤 1 剂喂服，孰料移时风动抽搐又起。余往视之，询问缘由，方知患儿虽有转机，然寒痰邪阴尚未逐尽，滋补过早，固必增邪，且有碍于阴邪外祛，寒痰内阻遂致慢风复作。病家始知误施补剂亦有弊端。余仍以逐寒荡惊汤并加附子 15g，服后又吐涎痰盏许，畅泻酱黑色稀便 2 次，抽搐平息，且能吮乳，并闻啼声。照原方去胡椒、公丁香，加砂仁 6g，甘草 6g，附子增至 30g，煎汤频频喂服。2 剂尽，诸症痊愈。

　　原按：良由小儿气血未充，脏腑娇嫩，不耐克伐。风寒初起，只需轻宣透表，其病当愈。乃误以清热之剂，又复以消食、平肝、祛风等法，元阳受损，正不胜邪，遂致寒痰内壅而成三阴虚寒之慢惊风证。

二十二、麻疹变症

1. 四逆汤加味

　　(1) 余八女儿 1 岁，体质较弱，忽又发热而加咳嗽。以为感冒风寒，即以桂枝汤治之，不料服后更觉发热而加惊烦。值余出诊，内人以为内有伏热，即以芍药甘草汤加麦门冬煎汤喂之。发热虽退，但脉来紧急，呼吸迫促，不喜吮乳，观之则面项上隐隐现出紫黑疹点，始告之为麻疹，绝不能再服寒凉之剂，若不设法将麻疹升提发泄出来，必至危殆。以白附子 300g 加入甘草数钱，煮沸后与服两茶盏。隔约一小时之后，麻疹渐出，色亦转红活。又复发热，再加干姜 30g，频频喂之。其喘促更甚，鼻翼胸部均煽动，咳嗽声哑，哼挣不息。每半小时喂药 1 次，均呕吐涎痰（寒痰温化由上窍排除）。下午又煎附子 300g，干姜 30g，上肉桂 6g（泡水兑入），日夜频频喂之。病势虽如是沉重，但麻疹逐渐透达。每日仅服汤药，乳食不进。次晨仍照原方早 1 剂，晚 1 剂，3 个日夜共服附子 6 个 300g，仍继续呕吐痰涎和泄泻稀粪，疹方出透渐灰，鼻煽喘挣始平，发热亦退，且乳食已进，平息而愈。

　　评析：吴氏擅治麻疹，民国期间即享誉天下。其独特之处在于麻疹因处治不当，如过于表散或误用苦寒、滋补，致使阳证转阴，元气欲脱，当机立断，用白通、四逆辈力挽狂澜，救治很多濒危患儿。

吴氏认为小儿是稚阳而非纯阳，不宜过于表散，更不宜动辄苦寒清下。凡属虚寒小儿，只有放胆使用四逆、白通等汤，方易挽回颓绝，此案重用附子300g，实属千钧棒手段。

（2）严某，4岁，出麻疹已六七日，疹出已齐渐灰，但发热不退，舌苔白滑不渴饮，唇色青紫焦燥而起血壳，脉沉细而紧。大便泄泻，小便赤而长，下午夜间发热尤甚，烦躁不寐，咳嗽痰滞难唾，食物不进，精神缺乏，其证已转危笃，复查所服方剂，始而升提发表，继则养阴清热解毒，以致阴寒之气益甚，逼其真阳外越，故见内真寒而外假热，且有衰脱之势，姑拟白通汤加味：附子60g，干姜15g，葱白4茎，肉桂6g。

次日复诊，服药后旋即呕吐涎痰盏许，咳嗽已松，夜已能寐二三小时，泄泻次数减少，略进稀粥半杯。视其身热渐退，脉较缓和，唇口流血已止且较润，均为大有转机之象，仍宜扶阳抑阴，以四逆汤加味：附子90g，干姜25g，甘草9g，法半夏9g，上肉桂6g，化橘红6g。

三诊，病状已大松，脉静身凉，夜已熟寐，白苔退去十之八九，唇舌红润，津液满口，食量较增，咳嗽亦止。再以四逆汤加北黄芪、砂仁连进2剂，诸症痊愈。

评析： 此证舌脉、神色一派阴寒之象，再察"始而升提发表，继则养阴清热解毒"，而病势转重，可以判定阴证。其"唇色青紫焦燥而起血壳""烦躁不寐"，则属虚阳外越之象，极易误解为阴虚燥热。

（3）甘某之女，2岁余。1924年3月出麻疹，发热，涕清，咳嗽，目赤多泪，耳指冷，面部隐隐已现红点。因上年冬季曾患慢脾风症，经吴氏治疗，体质尚未复元，故未敢用发表寒凉之剂，乃主以桂枝汤加附子、细辛：桂枝6g，杭白芍6g，甘草3g，生姜10g，大枣2枚，附子15g，细辛3g。服1剂麻疹渐出，2剂透齐，3剂渐灰。但微见烦躁，因当时经验不足，竟疑为服温热药后之燥象，即用上方减去细辛、附子，倍芍药加当归以补阴血，加麦门冬而清烦热。

次日复诊：服上方后脉反紧急，发热烦乱，喘挣痰鸣，鼻翼煽动，唇色青乌，舌苔白滑，指纹青黑出二关，有欲作惊风之状。此已有阴盛逼阳于外之势，当即以四逆汤加肉桂、茯苓：附子24g，干姜10g，甘草5g，上肉桂6g（研末、泡水兑入），茯苓12g，公丁香1.5g。

服后旋即风动，手足抽掣，角弓反张，喘挣痰鸣，鼻煽不乳，以药饮之，则涌吐涎沫，泄泻绿粪，颇属危笃。诊其脉象，已较前和缓，身热约退十分之二三。此是药与病相争之兆，亦即"若药不瞑眩，厥疾弗瘳"之瞑眩现象，告其勿疑惧，当即照原方增量：附子50g，干姜15g，甘草6g，上肉桂6g（研末，泡水兑入），茯苓12g，公丁香1.5g。连夜煎服，次日复诊，见其脉静身凉，已能吮乳，唯尚咳嗽略挣，大便尚泻而色渐转黄，面唇指纹青乌之色已退。照原方再服1剂，泄泻止，喘挣平。复以上方加黄芪12g、砂仁6g，去公丁香、茯苓，连服5剂，遂得痊愈。

原按：此等病症，若认为阳毒热重，以清热解毒之品投之，势必变症危笃，此时虽有识者用温热药以补救之，但如剂量过轻，或配伍不当，亦难生效。故应辨别阴阳，分析寒热，随症施治，则可免误治也。

2. 白通汤

甘某之子，3岁。1924年3月出麻疹，初时发热咳嗽，请某医诊治，服升提表散而佐清凉之药2剂后，麻疹隐隐现点，色象不鲜，发热已五六日，尚未出透。吴氏诊之，见其昏迷无神（少阴证但欲寐之病情）。发热已五六日，麻疹尚未出透，若再迁延，势必转危，即以白通汤1剂：附子60g，干姜15g，葱白4茎（连须根）。服后，疹已出透而色转红活，再剂疹渐灰，脉静身凉，食增神健，霍然而愈。

原按：体弱发迷无神，疹出性慢，色象不鲜，服白通汤一二剂，即能使疹子出齐，平安而愈。此种治法，在麻疹方书上虽不易见，但麻疹既不得发越外出而现阴盛阳衰之象，投以白通汤扶助心肾之阳，疗效甚速。倘再误施寒凉，则正愈虚而阳愈弱，无力托毒外出，反而内攻，必致衰脱。故无论痧麻痘疹，一旦病势沉重，务须体会《黄帝内经·阴阳应象大论》"治病必求其本"之精神，认真辨别阴阳，不可固守一法，证现阴象，必须救阳；证现阳象，必须救阴，方有挽回之望。

评析：此案麻疹"既不得发越外出而现阴盛阳衰之象，投以白通汤扶助心肾之阳，疗效甚速。"证现阴象，必须救阳，足以显现火神派理念。

二十三、目赤肿痛

1. 附子甘草汤

朱某之次子，1923年腊月诞生10余日，忽目赤而肿，乳后即吐，大便色绿，夜啼不休。舌白，指纹含青。儿母素体虚寒，致小儿先天禀赋不足，脾阳虚弱，健运失司，无以制水，里寒夹肝气横逆而侮脾，元阳不潜，附肝而上，冲及于目，此虚阳浮越所致。法宜回阳收纳为要，拟附子甘草汤加生姜：附子10g，甘草3g，生姜2小片。服1剂，啼声止；2剂则目肿渐消，大便转黄；如此4剂痊愈。

原按：世习一见目病赤肿，动辄言火，其实不尽如此。眼科病症，名目繁多，括其要总不离乎外感、内伤两法以判之。不论内外感伤，若见目赤肿痛，雾障羞明，其证各有虚实寒热之不同，必须按六经、八纲之理明辨施治，不可固守一法以邀幸中。余非专于目疾者，然其治法要领，经旨互通矣。

2. 麻黄附子细辛汤加味

张某，男，50岁。始因风寒外感，发热，恶寒，头身疼痛，全身不适。次日，双目发赤，红肿疼痛，畏光而多眵。察脉沉细而紧，舌淡苔薄白而润。此乃风寒袭表，经脉血络受阻，凝滞不通所致。治以温经解表，发寒通络，方用加味麻黄附子细辛汤：附子30g，麻黄6g，细辛5g，桂枝9g，防风9g，橘络5g，沙苑蒺藜9g，甘草6g，生姜3片。煎服一次，温覆而卧，得微汗出。1剂尽，表证已解，目赤肿痛均已消退。唯阳神尚虚，头昏肢软，双目略感发胀。继以益气通络明目之剂治之：黄芪24g，细辛3g，橘络3g，沙苑蒺藜6g，蝉蜕5g，藁本9g，女贞子9g，益智仁9g，茺蔚子6g，干姜9g，甘草6g。上方服2剂而痊。

原按：凡目疾初起，多因外感风寒，凝滞目内血络不通，以致赤丝缕缕而肿痛，流泪多眵，涕流鼻阻，或则恶寒头痛体酸，甚则凝结而生阴翳。舌苔多白滑而不渴饮，即应以本方加生姜、桂枝、羌活，服一二剂得微汗，立奏其效。

此证绝非风热肝火所致，若照眼科各书通用之法，以平肝清火或滋阴补水，则痛剧增。因此有云"眼不医不瞎"，实为经验之谈。若肝热风火眼痛者，应见目眵稠黏，红肿痛甚，鼻干或鼻阻涕稠，口苦咽干，舌红而燥，喜饮清凉，并无恶寒、清涕、体酸、舌苔白滑不渴饮等证，则此方决不可用，当泻肝火而清热，或滋阴补水主之。

评析：本案目赤肿痛而见风寒表证，吴氏以太少两解法，方用麻黄附子细辛汤加味，1剂而表解，目赤肿痛均消，洵为高手。

二十四、咽痛（咽炎）

麻黄附子细辛汤加味

王某，女，成年。始因受寒起病，恶寒，咽痛不适，误服清热养阴之剂而加重：头痛如劈，恶寒发热，体痛。咽痛，水浆不能下咽，痰涎涌甚，咽部红肿起白泡而溃烂。舌苔白滑，不渴饮，脉沉细而兼紧象。吴氏认为，此系寒入少阴，误用苦寒清热，致使阴邪夹寒水上逼，虚火上浮而成是状。取扶阳祛寒，引阳归舍之法，以加味麻黄附子细辛汤治之：附子40g，北细辛6g，麻黄5g，干姜26g，上肉桂6g（研末，泡水兑入），甘草6g。1剂后寒热即退，咽部肿痛减去其半，再剂则痛去七八。3剂尽，诸症霍然而愈。

原按：少阴受寒，误用苦寒清热养阴之剂，无异于雪上加霜。《黄帝内经》云："足少阴之脉……循喉咙，挟舌本。"风寒闭束少阴经络不通，虚火上浮冲于咽喉而肿痛者，宜用麻黄细辛附子汤治之。方中附子能扶阳驱寒，麻黄开发腠理，解散表寒，得细辛之辛温，直入少阴以温散经脉寒邪，并能协同附子纳阳归肾，邪去正安，少阴咽痛自然获愈。

凡咽喉痛初起，当见红肿或恶寒头痛，舌苔白滑不渴饮或痰涎清稀，此外感风寒兼少阴经络不通，以此方加桔梗9g，生姜15g，甚则加肉桂6~9g，服一二剂无不效如桴鼓。若误服清火之剂，则咽喉肿痛而成壅滞不通、气机窒息，每有生命之虞。

二十五、牙痛

1. 四逆汤加味

学生严某，门牙肿痛，口唇牙龈高凸，恶寒特甚，头痛体困，手足逆冷，口不渴，唇龈虽高肿，但皮色乌青，舌苔白滑质青，脉沉细而紧。请吴佩衡老师诊治，处予大剂四逆汤加肉桂、麻黄、细辛：附子90g，干姜45g，炙甘草9g，肉桂12g，麻黄12g，北细辛6g。

服后诸症旋即消失而愈。

评析：牙痛，方书多认为热证，特别是急性者，最易误诊，吴氏辨为阴证夹表，处予大剂四逆汤加肉引火归原，略加麻黄、细辛辛散开表，药精剂重，"服后诸症旋即消失"，可圈可点。

吴氏经验："凡牙痛龈肿，并见恶寒或头痛，困倦无神或流清涕，舌苔白滑不渴饮者，亦系寒入少阴。盖牙属肾，肾阳虚寒邪凝结牙龈，血络不通则肿痛作，甚则腮颊亦肿痛，此非邪热实火所致，而应以此方（麻黄附子细辛汤）加生姜15~24g，肉桂9g，甘草6~9g，服一二剂得微汗即愈，其效无比。"

2. 潜阳封髓丹

孙某，男，38岁。受寒感冒，服辛凉解表银翘散1剂，旋即牙痛发作，痛引头额，夜不安寐，其势难忍。牙龈肿痛，齿根松动，不能咬合，以致水米不进，时时呻吟。舌尖红，苔薄白而润，脉虚数无力。辨为表寒误服辛凉，寒邪凝滞经络，里阳受损，虚火上浮。治宜宣散经络凝寒，引火归原，纳阳归肾，方用潜阳封髓丹加味：附子45g，炙龟板9g，肉桂9g（研末，泡水兑入），砂仁9g，细辛5g，黄柏9g，白芷9g，露蜂房6g，生姜12g，甘草9g。煎服一次，牙痛减轻，夜能安寐；再服则疼痛渐止。2剂服毕，牙龈肿痛痊愈。

评析：此属阴火上浮所致牙痛，极易误为实火。论其牙龈肿痛，舌尖赤红，似属外感火热。然从病史看，受寒感冒，服辛凉之剂，旋即牙痛，显然不符。舌尖虽红，但苔薄白而润，脉虚数无力，综合判断，属于"里阳受损，虚火上浮"，说到底是阴火。潜阳封髓丹正为此类证候而设，另加细辛、白芷、露蜂房止痛治标，标本兼顾，2剂痊愈，效如桴鼓。

❧ 范 中 林 ❧

范中林（1895—1989），四川郫县太和镇人，蜀中现代名医，曾师从潘竹均等名医。多年来潜心于《伤寒论》研究，具有深厚的伤寒功底，赞同"仲景约法能合万病"的观点，主张"伤寒之中有万病，仲景约法能合诸病"，临床善用经方，用药悉本《伤寒论》，以六经为纲通治诸病是其突出的学术观点。同时深受郑钦安学术思想的影响，注重阳气，擅用大剂姜、附扶阳，而有"范火神"之誉。对于三阴虚寒证的疗效尤为显著，治愈许多疑难病症，称得上是一位有影响的火神派医家。部分医案曾发表在《中医杂志》，后由辽宁科学技术出版社出版《范中林六经辨证医案选》（1984年），选编了范氏应用六经辨证诊疗的69个病例，多属疑难病例，书中内、外、妇、儿科各案均用伤寒之方，组方严谨，以药精量重为特点。范氏投用大剂附子均先煎一个半小时，再加其他药同煎约半小时，每日3服。在《范中林六经辨证医案选》中曾两次引述郑钦安著作原文，可以窥见其与火神派的传承关系。本书所选案例多出自《范中林六经辨证医案选》。

一、伤寒低热

麻黄汤

郭某，女，24岁。近3年来，常间歇性低热。1976年3月，因感冒发烧，曾服用感冒冲剂、四环素等药。其后经常自觉畏寒发热，常患扁桃体炎和关节痛。体温一般在37.4～38℃。自1978年初以后，每日皆发热两次，体温在37.5℃上下。

初诊：今晨自觉畏寒发热，体温37.4℃，身无汗，两膝关节疼痛，面色正常，唇淡红，舌质淡红而润、微紫暗，苔黄夹白较腻，脉浮紧。此病之初，原为外感风寒之邪，虽迁延三载，仍属太阳伤寒表实，麻黄证具，故不拘其日，仍当发其汗。麻黄汤：麻黄10g，桂枝6g，甘草18g，杏仁15g。2剂。

二诊：服药后，身觉微汗出，恶寒减，舌紫暗渐退，苔白滑根部微黄，脉细微缓。尚有轻微发热，病仍在太阳。但现身汗出，脉微缓，营卫失和之象。法宜通阳解表，调和营卫，以桂枝汤加味：桂枝10g，白芍10g，炙甘草6g，生姜60g，大枣10枚，白薇12g。3剂。

三诊：服 3 剂后热退。两日来未再低热，试体温 36.7℃。微觉头昏，梦多，舌脉均转正常。再少进调和营卫之剂，巩固疗效。

评析： *本例辨证准确，抓住太阳病恶寒发热这一表证特征，使用麻黄汤和桂枝汤，把持解表祛邪这一关键，3 年缠绵之疾竟迎刃而解，关键在于确认表证这一环节。*

二、咳喘

1. 小青龙汤

曹某，女，40 岁。10 余岁开始患支气管哮喘，每年冬季发作。病情日趋严重，发作频繁，屡至医院急诊抢救。刻诊：咳嗽，气紧，心累，痰多不易咳出，呈泡沫状。喘则张口抬肩，哮鸣不已，出多入少，动则尤甚。恶寒，经常头晕，食欲不振，形体消瘦。月经量多，色乌暗，挟紫黑色瘀血，某院妇科诊为"功能性子宫出血"，血色素仅有 5g（血红蛋白 50g/L）。面色萎白无华，眼胞及双颧水肿，唇乌，舌质淡而紫暗，苔灰白黄浊腻。辨为少阴寒化证，兼太阳表证未解。须表里同治，散外寒，涤内饮，以小青龙汤加减：麻黄 10g，干姜 15g，甘草 15g，桂枝 10g，法半夏 18g，辽细辛 5g，炮姜 20g，生姜 20g。4 剂。

二诊：咳嗽减轻，气喘稍减，痰易咳出。此病积之已久，脾肾阳气日衰，喘时呼多吸少，肾不纳气之虚象甚显，故不宜过表，须峻补脾肾之阳，固肺气之根，扶正以涤饮驱邪。以四逆加味：制附子 120g（久煎），干姜 60g，炙甘草 45g，茯苓 20g，上肉桂 10g（冲服）。

上方加减服 10 余剂，咳喘、畏寒、眩晕等症皆显著好转。宜扶阳益气，培补先后 2 天：制附子 60g（久煎），炮干姜 30g，炙甘草 25g，炒白术 30g，茯苓 20g，菟丝子 20g，宁枸杞子 20g，北沙参 20g，砂仁 10g。

上方出入增减，服 2 个月余，咳喘皆平，月事正常，体质逐渐恢复。

评析： *初诊所用小青龙汤减去白芍、五味子，应是嫌其恋阴。末诊所加菟丝子、枸杞子、北沙参等具有培补之意。*

2. 四逆汤

（1）刘某，男，49 岁。10 余年前患慢性支气管炎后发展为哮喘，经常发作，每冬必重，久治未愈。刻诊：气紧，心累，乏力，偶有咳嗽，痰少，清稀色白。

体稍胖，两颧赤暗，唇乌，舌淡白，苔灰白厚腻。时值伏天，哮喘虽未大作，病根犹存。证属少阴，法宜扶先天之元阳，镇纳浊阴之气，以四逆汤加味：制附子60g（久煎），干姜片60g，炙甘草18g，上肉桂15g，生白术30g。

二诊：上方加减服20余剂，诸症皆减。活动后仍觉气紧、心累。舌质仍淡，苔腻稍退，守原法再进。又服20余剂，气紧、心累明显减轻。双颧暗赤色稍退，舌质微现淡红，苔厚腻减。拟四逆、理中合方加味，配成丸药，坚持服用2个月，处方：制附子150g，干姜片150g，炙甘草60g，红参30g，炒白术120g，上肉桂60g，宁枸杞子120g，菟丝子120g，紫河车120g。共研细末，加红糖为丸如枣大，每日2次，每次2丸。经服药后，咳喘未再发作。可在室外打太极拳、跑步约1小时，坚持工作已1年多。

评析：多年哮喘，宿根缠绵，逢寒则重，难以根治，既治亦无非降气平喘类套方套药，反复发作，已是该病通例。范氏着眼于少阴肾阳亏损，从"扶先天之元阳"入手，大剂量干姜、附子，未用降气平喘化痰之类方药，愈此顽症，再次显示扶阳理论的价值。此老善后调理时常用四逆、理中合方，其中枸杞子、紫河车两味阴药值得玩味。

（2）罗某，男，26岁。1962年4月，因风寒咳嗽，痰多，气紧，不能平卧，某医院诊断为"支气管哮喘"，经治疗好转。1964年春复发，遂来求诊：喉间痰声辘辘，张口抬肩，气不接续，喘时汗出，痰多清稀，精神萎靡，恶寒肢冷，面肿。舌质淡暗，苔白滑腻。辨为少阴阳衰阴盛，气不归元，寒饮上逆而致。法宜壮阳驱阴，纳气归肾，以四逆汤加味：制附子30g（久煎），生姜30g，炙甘草15g，肉桂10g（研末，冲服），砂仁12g，白术12g。

二诊：服上方4剂后哮喘减轻。原方加茯苓续服5剂。哮喘明显减轻，继服上方1个月余以巩固疗效。1979年6月追访，14年未见复发。

评析：本例气急喘促，不能续接，张口抬肩，得长引一息为快，应属元气不足之虚证。与气促壅塞，不能布息，得呼出余气为快之实证不同。气藏于肺而根于肾，此证虚喘汗出，动则尤甚，恶寒肢冷，面浮神疲，痰涎稀薄，舌淡苔白，一派少阴虚喘之象。范氏"功夫全在阴阳上打算"，始终未用平喘套方套药，坚持扶阳驱阴，补肾纳气之法，阳旺阴消，哮喘自平。

3. 真武汤

安某，女，54岁。1966年因受风寒，咳嗽迁延12年。每年入秋则发，冬季加剧，甚则不能平卧，某医院诊为慢性支气管炎。1978 年 8 月初诊：阵发性剧咳，痰清稀量多，头晕心累，气短，昼夜不能平卧。畏寒恶风，面足水肿，脸色萎黄。舌质淡暗有瘀斑，舌体胖嫩而边缘多齿痕，苔白滑，根部厚腻。辩为少阴阳虚水泛，寒痰阻肺咳嗽，法宜温阳化气行水，以真武汤加减：制附子 60g（久煎），茯苓 24g，生姜 30g，白术 20g，桂枝 10g。

上方连服 6 剂，咳嗽明显好转，痰亦减少过半，呼吸较前通畅，渐能平卧。颜面已不觉肿，舌质稍转红润，厚腻苔减。多年之患，已获初效。宜守原法，以干姜易生姜，加强温中补脾之效。

三诊：上方续服 6 剂，诸症显著减轻。尚有轻微咳嗽，清痰少许。舌质转为淡红，乌暗瘀斑与白腻苔渐退，舌边齿痕已不明显。有时尚觉气短，心累，病有从阴出阳之势，须适应转机，通阳和中，燥湿涤饮，以苓桂术甘汤加味缓缓服之：茯苓 20g，桂枝 10g，白术 20g，法半夏 15g，生姜 20g，甘草 3g。服 12 剂后，诸症基本痊愈。入冬以来再未重犯。

原按：患者每年秋冬外感，咳必复发，神疲身倦，恶寒肢冷，气短倚息难卧，面色晦滞，舌质暗淡无华，皆肾阳衰微之明证。肾为水脏，肾中真阳衰微不能化气，则水饮内停；水寒之气上泛，则头眩、心累；水气停于胸肺，则咳嗽不已，痰涎清稀量多，气短难卧；水气溢于肌表，故面足水肿沉重。舌质胖嫩，兼有齿印与瘀斑，舌苔白而厚腻，皆为水泛寒凝之象。同时年逾半百，阳虚益甚。多年前，初感寒邪病咳，正气未衰，逐风寒之邪从外而解，或可速愈；今则迥然不同，断不可舍本求标。综上所述，此属少阴肾阳衰微，水寒射肺，故投以温阳散寒、化气行水之真武汤，以芍药易桂枝者，加速温经散寒，化气行水之功。不攻肺而肺之病自愈，不止咳而咳嗽自平。

评析：此证用真武汤，并未按仲圣成法加姜辛五味化痰，是因为阳虚水盛为本，痰湿为标，兼以年逾半百，阳虚益甚，故从扶阳着眼，"断不可舍本求标""不攻肺而肺之病自愈，不止咳而咳嗽自平"，确是扶阳高手。

三、结胸证

大陷胸汤

钟某，男，45 岁。有胃痛病史。1 个月余前曾感受风寒，自觉身不适。面部及全身水肿，皮肤明显变黄。胃脘及胸胁胀痛，大便秘结，曾按胃痛治疗，病势不减。1960年10月来诊：胸胁及胃脘疼痛，胸脘之间，触之微硬而痛甚，胸部如塞，呼吸不利，口渴不欲多饮，大便已3日未行。舌质红，苔白黄腻。此为太阳阳明证结胸，法宜泄热逐水，破结通腑，以大陷胸汤：大黄3g，芒硝3g，甘遂3g（冲服）。1剂，日分3服，得快利止后服。

二诊：服2次，得微利；3次后，得快利。胸胁及胃脘胀痛顿减，水肿及余证明显好转。遂停服上方，少进清热、化湿之品以善其后。约半个月病愈。

四、泄泻

四逆汤/理中汤

刘某，女，26岁。从幼儿时起常年腹泻，迁延20余载，北京某医院诊断为慢性肠炎，中西医长期治疗未愈，1978年8月初来诊：腹部时痛，喜温喜按。下利稀薄，口不渴，不思饮食。神疲体弱，面色苍黄无泽。舌淡，苔白厚腻。触诊肢冷甚。证属太阴虚寒泄泻，法宜祛寒除湿，实脾固肾。先以四逆汤，继以理中汤加味：

处方一：制附子60g（久煎），干姜30g，炙甘草30g。

处方二：制附子60g（久煎），干姜18g，炒白术24g，茯苓15g，炙甘草30g，上肉桂6g，红枣30g。各5剂。

二诊：药后腹泻已止，精神、睡眠均好转，食量增加。面色略转红润，舌淡红，白腻苔减。多年陈疾，初获显效。但久病脾肾阳虚，不能骤复，宜继守原法，效不改方，加减再进：制附子60g（久煎），炒白术24g，干姜18g，炙甘草15g，红枣30g，上肉桂6g（冲服），茯苓15g。

三诊：半个月来大便趋于正常。上方续服一段时间，并注意忌食生冷，防止受凉，以资巩固。

> 原按：《伤寒论》曰："自利不渴者，属太阴，以其脏有寒故也，当温之，宜服四逆辈。"患者肢冷，口不渴，舌质淡，苔白而厚腻，皆湿寒阻滞之象，为太阴虚寒之证。脾失健运，后天失调，故不思饮食。必须指出，长期泄泻，不可单责之于脾。所谓"五脏之伤，穷必及肾"。患者神疲恶寒，面色苍黄，显系下元亏损，命门火衰，肾阳不振。故一诊即投之以四逆、理中相继为治。

评析：慢性肠炎迁延 20 余载，中西医长期治疗未愈，恐怕是未从扶阳层面着眼所致。范氏用药除附子剂量偏重，其余用药皆为常规之品，能起此久病沉疴，靠的是温阳的威力。注意，此老虽用理中汤，却一直回避人参不用，嫌其阴柔碍温也。

五、痢疾

乌梅丸

江某，男，39 岁。1977 年 8 月下旬，在田间劳动忽感全身难受，四肢发凉，头冒冷汗，腹痛肠鸣，旋即昼夜腹泻，下利频繁，夹脓带血。9 月 2 日急来求诊：每日下利 10 余次，便稀带黏冻状，色黄赤，伴有腹痛，里急后重。兼见干呕、心烦、口渴、肢冷。舌质暗淡，尖部稍红，苔黄腻而厚。此为寒热错杂证肠澼，病在厥阴，法宜驱邪扶正，寒热并用，以乌梅丸：乌梅 30g，辽细辛 6g，干姜 30g，黄连 12g，当归 10g，制附子 60g（久煎），蜀椒 6g，桂枝 10g，党参 12g，黄柏 10g。上方连进两剂痊愈。

原按：本例上热下寒之证十分明显。厥阴为风木之气，偏盛则风邪上窜。今患者干呕、心烦、恶心，舌尖较红，皆为上热。肢体厥冷，小腹冷痛，下利清稀，间夹乌白冷冻，下寒诸证尤为明显。归根到底，其病机在于阴阳之气不能相互贯通，上为阳，阳自阳而为热；下属阴，阴自阴而为寒，故以乌梅丸移治之。

乌梅丸"又主久利"，本例并非久利，为何投此方？一般而论，厥阴之证，非厥即利。久利多属寒热错杂之病，则宜寒温并用之法。本例虽非久利，因证属厥阴，寒热互见，乌梅丸恰为寒热温补并用，辛酸甘苦兼备之方，正与本例对证，故移用原方而获效。

六、中风偏枯

四逆汤合真武汤

陈某，女，65 岁。因脑血管意外左侧半身不遂已经 8 年，口嘴㖞斜，流清涎不止。每年秋冬开始卧床，次年春天可扶床缓慢移步。1971 年冬，病势沉重，刻诊：入冬以来，畏寒蜷卧，重被覆盖，左侧半身不遂，骨瘦如柴，手足厥冷。

头部发木，如盛盒内。脸面水肿，面色苍白。舌质淡，苔白腻。分析半身不遂多年，阳气日衰，少阴寒化，阴寒内盛，阳虚水泛已极。急需回阳救逆，化气行水，以四逆汤并真武汤加减：制附子120g（久煎），干姜60g，炙甘草60g，白术30g，茯苓30g，炮姜60g，上肉桂15g（冲服）。

上方服1剂后，全身发痒，如虫爬行。连服4剂，身上开始感觉轻松，头木之感渐消。上方随证加减：遇有外感风寒、关节疼痛，加麻黄、桂枝、细辛；阳气渐回，则姜、附酌减。其后又酌加人参、黄芪、当归、菟丝子等，以增助阳益气、活血养血之效。坚持服药半年，面色渐转正常，水肿消退，食欲倍增，四肢变温，精神好转。1972年4月已能起床，依靠拐杖或他人搀扶，能缓缓移步；同年7月，可丢掉拐杖而行。7年来再未卧床不起，能料理家务。

评析：本例中风偏枯已经8年，病势沉重，若按通常治法，可能以益气活血为法，选用补阳还五汤之类套方，李可先生曾谓："没治好几个。"范氏观其舌证，认为少阴寒化，阴盛阳衰已极，"治之但扶其真元"，投大剂四逆汤，随证加减，始终以扶阳为大法。

七、水肿

1. 附子理中汤

于某，男，41岁。全身水肿10年，近1年加重。1969年到西南山区，在潮润闷热之坑道内工作1年多。逐渐感到全身乏力，肢体沉重，食欲减退，面与下肢开始水肿。1978年初病情发展，上肢麻木不能写字，下肢关节冷痛，全身水肿明显加重。口干，欲大量热饮。小便短少，时而点滴难下，体重由70千克增至87千克。北京某医院诊为前列腺炎，但水肿原因始终未明。

初诊：一周前参加夏收后，水肿加剧，面部与四肢尤甚，按之凹陷。神疲，纳呆，腹满，喜热饮，腰痛，阳痿，小便短少。面暗黑无华，舌淡，苔白滑腻。此为太阴脾虚湿郁所致，初因湿热内困，后伤及脾阳，故水液内停；太阴之伤，又累及少阴肾阴，法宜温肾健脾，燥湿利水，以附子理中汤加减：制附子30g（久煎），白术15g，干姜15g，炙甘草12g，茯苓12g，上肉桂6g（冲服）。

上方服10剂，水肿减轻，头昏、乏力好转。原方再服20剂。

三诊：全身水肿消退大半，纳增，小便较前通畅。上方加桂枝10g，生姜皮60g，以增化气行水之力，续服15剂。

四诊：水肿基本消退，诸症均明显好转。为巩固疗效，以理中丸加味缓缓服之：党参 30g，炒白术 60g，干姜 60g，炙甘草 30g，制附子 120g，茯苓 60g，上肉桂 110g。10 剂，共为细末，水打为丸，日服 2 次，每次 10g。

1979 年 5 月追访，服丸药 4 个多月，病已痊愈，体重由 85 千克降至 70 千克。

原按："诸湿肿满，皆属于脾。"脾乃至阴之脏，少阴又为太阴之母。故肾不主五液，脾不行水，则肿满生焉。本例先后以理中汤加附子等，温补太少二阴，阳气升，阴霾散，气化行，水湿消，故病获愈。

评析：细阅本案用方，即云理中汤，显然去掉了方中的人参。再加揣摩，方中所增附子、茯苓，明显寓有真武汤含义，但又去掉了白芍。显然，去掉人参、白芍两味，是为了防其恋阴。查范氏医案中初诊选用理中汤、桂枝汤、真武汤、小青龙汤等方时，一般均去掉方中的人参、白芍、五味子等阴药，少有例外。郑钦安明确表示："凡阳虚之人，多属气衰血盛，无论发何疾病，多缘阴邪为殃，切不可再滋其阴。若更滋其阴，则阴愈盛而阳愈消，每每酿出真阳外越之候，不可不知。"范氏忠实地继承了这一点，在投用姜、附热药之际，讲究单刀直入，不夹阴药，彰显了经典火神派风格。

2. 大承气合大陷胸汤

范某，女，22 岁，农民。两岁时开始腹胀，其后发展到全身皆肿，肌肉变硬。下阴常流黄水，臭味异常。10 余年来，病魔缠身，其父为之四处求医，未见显效。1969 年 8 月就诊：腹胀如鼓，胸胁满闷，皮色苍黄；全身肌肤胀硬。大便常秘结，所下如羊粪，已 4 日未行；下阴不断渗出臭黄水。舌质深红，苔黄燥，脉沉实有力。此为阳明腑证兼水热互结。法宜峻下热结，兼逐积水，以大承气并大陷胸汤加味：生大黄 18g，厚朴 30g，枳实 30g，芒硝 30g，甘遂 1.5g（冲服），芫花 1.5g（冲服），桑白皮 60g。

先服 1 剂，泻下燥屎 10 余枚，并臭秽黄水甚多，腹部硬胀消失大半。续服 1 剂，胸腹肿胀皆消，全身肌肤变软，下阴外渗之黄水亦止。自觉病势顿减，加以客居成都，经济困难，遂停药回家。不久邻友来告，已康复如常。1979 年 7 月追访，病愈结婚，并生一子。10 年来身体一直很好。

原按：患者虽病程颇长，因正值青春，素体阳旺。胸腹胀满，皮色苍黄，大便秘结，舌红苔燥，脉沉实有力，显然属阳、属热、属里、属实，正所谓"大实有羸状"。再观之大便硬结如羊屎，几日未行，应为阳明腑实，痞满燥实俱备无疑。然此证又现全身肌肤肿胀，从心下连及少腹，胀满尤甚，同时下阴流黄水而恶臭，皆为热结水积之象，即燥热结胸之证。由此形成阳明腑实为主，太阳结胸相兼，邪实病深，错综复杂之局面。热结须峻下，积水宜攻逐，病重不可药轻。因此，大承气与大陷胸汇成一方，大剂猛攻之，取其斩关夺隘之力。

臌胀系内科之重症。论治之关键，首在辨其虚实。一般而言，臌胀初起，气实病实，宜峻剂攻逐；若久病脏气日虚，则不宜峻消其胀。本例患者，虽病久而形瘦弱，但邪实而阳旺，故不可按久病多虚之常规论治。

评析：范中林为火神派名家，然对阳证、实证亦颇擅长，观本案阳明腑实为主，太阳结胸相兼，邪实病深，病重不可药轻，以大承气与大陷胸汇成一方，大剂猛攻之，颇显功底。

原方中系用甘遂15g（冲服），芫花15g（冲服），用量过重，疑为笔误，为安全起见，编者根据常规，改为甘遂1.5g（冲服），芫花1.5g（冲服），观其前案结胸证用甘遂3g（冲服）可证。

八、慢性前列腺炎

四逆汤

张某，男，57岁。慢性前列腺炎反复发作3年。开始仅尿频，睾丸不适。服中药清热利尿剂数付，即告缓解。其后屡犯屡重，不仅尿急、尿频，尿路灼痛，并常感生殖器冰冷麻木。曾用中西医各种方法治疗，服清热解毒利湿等中药150多剂，自觉症状有增无减，并发展至阳痿，全身瘫软，步履艰难，被迫全休。刻诊：恶寒蜷卧，肢体萎软，神靡，头晕，失寐，食欲大减。睾丸坠胀及腹，常感凉麻疼痛，小便浑浊频数，阳痿。面色萎黄暗黑，舌质淡白，白苔密布，根部苔淡黄厚腻，脉沉微细。此为少阴阳衰，阴寒内盛，法宜补阳温肾，散寒止痛，以四逆汤加上肉桂：川附子120g（久煎），干姜120g，炙甘草60g，上肉桂15g（研末，冲服）。

连服3剂，少腹和睾丸坠胀疼痛减轻，小便色转清，尿频也好转，阳气渐复，前方附子、干姜减至 60g；再加茯苓、炒白术以健脾除湿，继服 30 剂。头晕、失眠、恶寒、乏力，少腹及睾丸坠胀，均进一步减轻，生殖器凉麻感亦较前轻。舌质稍现红润，黄白厚腻之苔已减。继续温补肾阳，兼顾其阴，再佐以温中健脾，以四逆并理中加味：川附子 60g（久煎），干姜 60g，炙甘草 60g，党参 30g，上肉桂 10g（研末，冲服），冬虫夏草 15g，宁枸杞子 3g，菟丝子 30g，云苓 20g。服药 10 余剂，诸症继续好转，前列腺炎基本痊愈。同时，多年来之低血压、头昏、失眠等症，亦均消失，3 个月后恢复工作。

评析：慢性前列腺炎一般都从湿热论治，用些套方套药，效果并不可靠。验之临床，本病多有属于阳虚证型者，奈何湿热者认同多，阳虚者辨识少，乃至错认虚实，治之越旋越远尚不察觉，皆是不识阴阳之过也。本案前曾服用清热解毒利湿中药多剂，病情有增无减，亦可见其治未中的。范氏"功夫全在阴阳上打算"，从阳虚阴盛着眼，"治之但扶其真元"，摒弃一切清热利湿之药，以大剂回阳饮治之，3 个月治愈 3 年痼疾，尽显火神风格。

九、虚劳

四逆汤合真武汤

陈某，男，28 岁。1971 年到西藏执行任务，风餐露宿，自觉指尖、手掌、下肢关节咯咯作响，继而面肿，心悸，腰痛，彻夜不眠。逐渐行走乏力，神疲纳呆。曾出现脑内如鸣，头顶发脱，心悸加重，动则气喘，身出冷汗，肢体皆痛，四肢麻木等症。1977 年 1 月，自觉口内从左侧冒出一股凉气，频吐白泡沫痰涎，胸中如有水荡漾，左耳不断渗出黄水，听力减退，走路摇摆不定。血压 70/50mmHg（1mmHg≈0.133kPa）。5 月 22 日，突然昏倒，面部及双下肢水肿加重，头昏胀难忍，转送某医院会诊。左半身痛，温觉明显减退，左上肢难举，结论为："左半身麻木，感痛觉障碍，左上肢无力，水肿待诊"。

数年来，服中药千余剂无效，9 月转来就诊：面部与下肢肿胀，左半身及手足麻木，四肢厥冷，脑鸣，头摇，神疲，心悸，失眠，记忆力及听力减退，身痛，胁痛。口中频频冒冷气，吐大量泡沫痰涎，纳呆，大便稀薄，小便失禁。舌质暗淡、胖嫩，边缘齿痕明显，苔白滑厚腻而紧密，脉沉细。辨为少阴寒化，迁延日久，阴盛阳微，已成坏病。法宜回阳救逆，化气行水，以四逆汤、真武汤加减：制附子 120g（久煎），干姜 60g，生姜 120g，炙甘草 30g，茯苓 30g，白术

30g，桂枝 10g，辽细辛 6g。

上方服 20 剂，脑鸣消失，心悸好转，面部及下肢水肿显著消退，小便失禁转为余沥。守方略做改动，续服 10 剂，口中已不冒凉气，神疲、肢冷、纳呆、便溏均有好转，但仍不断吐白沫。少阴阳衰日久，沉寒痼冷已深，积重难返。法宜益火消阴，温补肾阳，以四逆汤加上肉桂，嘱其坚持服用。可连服四五剂后，停药两天，直至身体自觉温暖为止。处方：制附子 60g（久煎），干姜 30g，炙甘草 30g，上肉桂 10g（冲服）。上方连服半年，全身肿胀消退，摇头基本控制，身痛和手足麻木显著减轻，心悸明显消失，吐白沫大减，二便正常。血压回升到120/80mmHg，身体逐渐恢复正常，重新工作。

评析：本例初诊时可见三阴俱病，五脏皆虚，全身虚寒十分明显。范氏认为，"病情虽复杂，其症结实属少阴寒化，心肾阳微，尤以肾阳衰败为甚。所谓'五脏之伤，穷必及肾'。故抓住根本，坚持回阳救逆，益火消阴，大补命门真火，峻逐脏腑沉寒，守四逆辈连服半载，多年痼疾始得突破"。初诊方在四逆汤中加入生姜 120g，辽细辛 6g 是为开表散寒，茯苓、白术、桂枝是为除湿健脾，为温阳疏通内外障碍。

十、厥脱

通脉四逆汤

（1）高热厥脱：车某，男，74 岁。1975 年 4 月初感受风寒，全身不适。自拟温补汤剂服之，病未减轻，外出受风而病情加重。头昏体痛，面赤高热，神志恍惚。体温 39℃，诊为感冒高热，注射庆大霉素高烧仍不退，病势危重，邀范先生急诊：高烧已 3 日，阵阵昏迷不醒，双颧潮红。虽身热异常，但重被覆盖，仍觉心中寒冷。饮食未进，二便闭塞。脉微欲绝，舌淡润滑，苔厚腻而黑。

分析患者高热，神昏，面赤，苔黑，二便不通，似阳热之象。但虽高热反欲重被覆身；身热面赤而四肢厥冷；二便不通却腹无所苦；苔黑厚腻，但舌润有津；高烧神昏，无谵妄狂乱之象，而脉现沉微。参之年已古稀，体弱气衰，实一派少阴孤阳飞越之候，生气欲离，亡在顷刻。虽兼太阳表证，应先救其里，急投通脉四逆汤加葱白，直追散失欲绝之阳：制附子 60g（久煎），干姜 60g，生甘草30g，葱白 60g。

服 2 剂，热退，黑苔显著减少。阳回而阴霾初消，阴阳格拒之象已解。但头痛、身痛表证仍在；肾阳虚衰，不能化气，故仍二便不利。以麻黄附子甘草汤驱其寒而固其阳，加葱白生少阳之气：麻黄10g，制附子60g（久煎），生甘草20g，葱白120g。服4剂，头不觉昏，二便通利，黑苔退尽，唯身痛未除。虽阳回表解，仍舌淡，肢冷，阴寒内盛，呈阳虚身痛之象。宜温升元阳而祛寒邪，以四逆加辽细辛：制附子60g（久煎），炙甘草20g，干姜30g，辽细辛6g。服2剂，余症悉除，以理中汤加味调理之。

评析：本例高热，面赤，二便不通，双颧潮红，颇似阳热之象，但脉微欲绝，脉证不符。而舌淡润滑提示阴寒内盛；苔黑而润滑有津乃肾水上泛；脉微欲绝，则系少阴典型脉象。总之不可误认为阳热，实为阴寒内盛，虚阳外浮之象。范氏辨证精细，步步推理，令人信服；先救其里，后解其表，处处以阳气为本，擅用附子，尽显火神派风格。其辨认真寒假热证即以"舌淡润滑，苔厚腻而黑"为辨证眼目，在一派热象中判为"孤阳飞越之候"，以通脉四逆汤治之而愈。

范氏辨识阴证，有一突出之处，即强调舌诊的关键意义，他总结的"运用四逆汤关键在于严格掌握阳虚阴盛疾病的基本要点"的第一条就是"舌质淡白，苔润有津。"事实上，重视舌诊正是郑钦安总结的"阴证辨诀"的最重要之处。

全案3次处方，每次仅4味，药专剂重，颇显经典火神派风格。

（2）下利厥脱：黄某，男，11岁。初感全身不适，逐渐加重，神志昏迷，高热至40℃以上，腹泻。正值肠伤寒流行季节，省医院确诊为"正伤寒"，认为病已发展至极期。曾以大量犀角、羚羊角、紫雪丹等抢救，虽高热退，腹泻止，而病势更加沉重：四肢冰冷，脉微欲绝，终至垂危。

初诊：连日来昏迷蜷卧，面色灰白乌暗，形体枯瘦。脉伏微细欲绝，鼻尚有丝微气息。四肢厥逆，通体肢肤厥冷。此为病邪已由阳入阴，少阴阴寒极盛，阳气顷刻欲脱。急用驱阴回阳，和中固脱之法，以大剂通脉四逆汤1剂灌服急救：川附子120g（久煎），干姜120g，炙甘草60g。上方连夜频频灌服，翌日凌晨，家长慌忙赶来说："坏了坏了，服药后鼻中出血了。"范氏回答："好了好了，小儿有救了！"患儿外形、病状虽与昨日相似，但呼吸已稍见接续均匀，初露回生之兆。继守原法倍量再服：川附子500g，干姜500g，炙甘草250g。先以肥母鸡一只熬汤，以鸡汤煎附子一个半小时，再入干姜、甘草。服药后约2小时，患儿忽从鼻中流出紫黑色凝血两条，约10cm长，口中亦吐出若干血块。缓缓睁开双眼，神志清醒，说道："我要吃白糕！"全家破涕为笑。遵原方再进 4 剂。

患儿神志已完全清醒，语言自如，每日可进少量鸡汤。病已好转，阳气渐复。但阴寒凝聚已深，尤以下肢为甚。原方稍加大曲酒为引再服，次日下肢即可慢慢屈伸。再服 2 剂，能下床缓步而行。服至 13 剂，逐渐康复。患者 30 年后函告，身体一直很好。

评析：此例由于寒凉误治，阳气衰微，阴寒凝滞，故现面色灰白乌暗，脉伏细微欲绝，通体逆冷，甚至昏厥不省，已发展至少阴寒化之危重阶段。灌服通脉四逆汤后，患儿鼻孔出血，家长惊慌失措，以为误用姜、附所致。不知通脉四逆汤峻逐阴寒，冰伏凝聚之血脉为之温通，血从上窍而出。范氏胸有定见，不为所惑，抓住转机，在原方基础上再加倍用药，干姜、附子均增至 500g，凝结之血条血块，均被温通而逐出，终于转危为安。

范氏对服用附子的反应积累了丰富的经验，他说："阳阳虚阴盛之人，初服辛温大热之品，常有心中烦躁，鼻出黑血，喉干，目涩或赤，咳嗽痰多，面目及周身水肿，或腹痛泄泻，或更加困倦等，此非药误，而是阳药运行，阴去阳升，邪消正长，从阴出阳之佳兆。"服药后比较理想的反应是周身暖和，舌质和面色均现红润。此时即可用少量滋阴之品，以敛其所复之阳，自然阴阳互根相济，邪去正安。范氏这些体会，丰富了郑钦安总结的"阳药运行，阴邪化去"之经验。

本案用鸡汤煎药亦有新意，揣摩应当更适宜胃纳，有食疗意义。

十一、头痛

1. 桂枝去芍药加麻辛附子汤

李某，女，48 岁。患头痛、眩晕约 10 年。1971 年 3 月逐渐加重，经常昏倒，头晕如天旋地转，头项及四肢僵直，俯仰伸屈不利，身觉麻木，一年中有半载卧床不起。西安某军医院诊为"脑血管硬化"及"梅尼埃病"。1974 年 11 月就诊：卧床不起，神志不清，心悸气喘，呼吸困难，头剧痛频繁，自觉似铁箍紧束，昏眩甚则如天地旋游。头项强硬，手足厥冷，全身水肿，不欲食，只略进少许流质。两手麻木，感觉迟钝，小便短少，大便先秘后溏。经期紊乱，每月 3~4 次，色黯黑，血块甚多。面色苍白，眼胞双颧水肿，眼圈乌黑，舌质暗淡，苔白滑浊腻，脉微细。此证属脾肾阳虚日甚，已成虚劳。法宜调阴阳，利气化，逐水饮，以桂枝去芍药加麻黄细辛附子汤：桂枝 10g，生姜 60g，甘草 30g，大枣 30g，麻黄 10g，细辛 6g，制附子 60g（久煎）。3 剂。

二诊：神志渐清，头剧痛减，可半卧于床，原方再服 8 剂。

三诊：身肿、手麻稍有好转，神志已清；仍头痛眩晕，肢体尚觉沉重，稍动则气喘心累。苔腻稍减，病有转机，唯阳气虚弱，阴寒凝滞已深。方药虽对证，力嫌不足，原方附子加重至 120g；另加干姜、炮姜各 60g，以增强温经散寒，祛脏腑痼冷之效。连进 10 剂，头痛、眩晕著减，可起床稍事活动。原方附子减至 60g，去干姜、生姜，再服 10 剂。

四诊：头痛止，轻度眩晕。活动稍久，略有心悸气喘。水肿已不明显，头项及四肢强直感消失，四肢渐温，食纳增加，诸症显著好转。但痼疾日久，脾肾阳虚已甚，须进而温中健脾，扶阳补肾，兼顾阴阳，拟理中汤加味缓服：党参 30g，干姜 30g，炒白术 20g，炙甘草 20g，制附子 60g（久煎），茯苓 20g，菟丝子 30g，枸杞子 20g，鹿角胶 30g（烊），龟甲胶 30g（烊），肉桂 12g（研末，冲服）。服上方月余病愈。

　　原按：此例迁延日久，病情复杂，酿致沉疴，而出现多种衰弱证候，故病属虚劳。按六经辨证，其手足厥冷，心悸神靡，食不下而自利，舌淡苔白，实为太阴少阴同病，一派阴气弥漫。《金匮要略》桂枝去芍药加麻辛附子汤方，原主"气分，心下坚……水饮所作"。尤怡注："气分者，谓寒气乘阳气之虚而病于气也。"今变通用于本例，以寒气乘阳之虚而病于气之理，温养营卫，行阳化气，助阳化饮，发散寒邪，诸症迎刃而解。

2. 加味麻黄附子细辛汤

李某，男，48 岁。1957 年 12 月患剧烈头痛，夜间尤甚。痛时自觉头部紧缩似鸡蛋大小，如铁箍紧束，不能入睡。住院 8 个多月，按神经官能症治疗，每日服安眠药控制，被迫全休。每日剧痛发作一至数次，严重时舌强目呆，手不能抬，脚不能移，说不出话。1965 年来诊：头痛剧烈，连及肩背，每日发作数次。神衰气短，四肢无力，手足不温，经常下利。面色萎黄，舌质暗淡苔黄夹白，根部厚腻。辨为太阳少阴证，多年陈寒凝聚已深，表里之邪交织难解，法宜扶阳解表，峻逐阴寒，以麻黄细辛附子汤加味：麻黄 10g，制附子 60g（久煎），辽细辛 6g，桂枝 12g，干姜 60g，生姜 120g，甘草 30g。

上方连服 10 余剂，头痛减轻，余症同前。病重药轻，熟附子久煎，难奏其功。遂令将上方加倍重用附子，改久煎制附子为略煎（煮沸后 20 分钟下群药）。嘱其尽量多服，若身麻甚则失去知觉，不必惊骇，任其自行恢复。处方：麻黄 10g，制附子 120g（略煎），辽细辛 6g，桂枝 12，干姜 60g，生姜 120g，甘草 30g。

服药半小时后，信步庭院，忽然倒下。家人抬进卧室，很快清醒。除全身发麻外，无明显不适。起身后又倒在地上，口中流出不少清泫黏液。数小时后，逐渐恢复常态。间隔数日，依上法又重复一次。从此，多年剧痛明显减轻，头、肩、背如紧箍重压之苦皆如释。令将初诊方附子久煎，又连续服用 2 个月，病遂基本治愈。10 余年来未再复发。

原按：此例头部剧痛，如绳索捆绑，头戴紧箍之状，乃寒湿之邪久聚，循太阳经入里，日积月深而不解。此所谓"寒中少阴之经，而复外连太阳。"以麻黄细辛附子汤加味，峻逐表里寒湿之凝滞。钱潢称此方为"温经散寒之神剂"，实经验之谈。

评析："略煎"之法，显示了范氏对附子药性的熟谙应用。所谓"略煎"，就是改久煎为轻煎，即先煎 20 分钟后（而不是久煎一个半小时以上）即下其他药物，此举是为了保持附子的峻烈药性，应对阴寒重证。"嘱其尽量多服，若身麻，甚则失去知觉，不必惊骇，任其自行恢复"，药后果"忽然倒下"，但"多年剧痛明显减轻，头、肩、背如紧箍重压之苦皆如释"。《伤寒论》中谈到服用附子会有一些反应，如白术附子汤方后即云："三服都尽，其人如冒状，勿怪。"这个"冒状"就是眩晕或者一过性失去知觉。《尚书·说命》指出："药弗瞑眩，厥疾勿瘳。"本例达到"瞑眩"状态，疗效却出乎意料，可知"药弗瞑眩，厥疾勿瘳"之语不虚。

3. 吴茱萸汤

黄某，女，34 岁。1970 年以来，经常患头痛、眩晕、干呕，甚则晕倒，经数家医院皆诊断为"梅尼埃病"，1972 年 1 月来诊：头顶痛甚，干呕，吐涎沫；眩晕时，天旋地转，如坐舟中；四肢无力，手足清凉。面色萎白无华，舌淡润少苔，脉微细。辨为肝胃虚寒，浊阴上逆，病属厥阴寒逆头痛眩晕。法宜暖肝温胃，通阳降浊，以吴茱萸汤：吴茱萸 10g，潞党参 20g，生姜 30g，红枣 30g。

上方服 4 剂，呕吐止。头痛、眩晕明显减轻。但仍眩晕，其所以眩晕者，因其病在肝，而其根在肾。继进温补脾肾之剂，以理中汤加味缓缓服之：潞党参 20g，炒白术 18g，炙甘草 15g，干姜 30g，制附子 30g（久煎），茯苓 15g，上肉桂 10g（研末冲服）。服 20 余剂，诸恙悉安。1979 年追访，再未重犯，始终坚持全勤。

评析：本例厥阴干呕吐涎沫，还有头痛一证，乃厥阴经之特征。投以吴茱萸汤、理中汤加味，燠土、暖肝、温肾，呕痛皆止。

4. 白通汤

张某，男，36 岁。头痛已 6 年，逐渐加重。看书写字时，头痛目胀尤甚。初诊：头暴痛如裂，不敢睁眼。心烦，气短，四肢厥冷，面色青暗萎白，舌淡而乌暗边缘有齿痕，苔灰白薄润，脉沉微。辨为少阴阳衰阴盛，阴阳格拒之证。其面色青暗，四肢厥冷，全身乏力，舌淡乌暗苔白灰滑，脉沉微即是阴盛明证；而心烦气短则属阳为阴困，阴盛于内，格阳于外之象。法宜回阳通脉，白通汤：制附子 60g（久煎），干姜 30g，葱白头 60g。

连进 4 剂，头痛与精神好转，阴盛日久，须温补少阴兼顾太阴，以四逆汤合理中丸加味，配为丸药长服：制附子 60g，干姜 30g，炙甘草 20g，生晒参 30g，炒白术 30g，茯苓 30g，上肉桂 15g，枸杞子 20g，菟丝子 30g。10 剂，水打为丸，缓服。随访 3 年来，虽经常加夜班，头痛始终未犯。

评析：如此暴痛如裂之头痛，未用一味川芎、白芷、全蝎、蜈蚣之类套方套药而能治愈，仗的是治病求本，从阴寒内盛，逼阳欲脱着眼，以大剂附子、干姜取效，绝非"头痛医头，脚痛医脚"俗辈所及。郑钦安对此早有论述："因阳虚日久，不能镇纳浊阴，阴气上腾，有头痛如裂如劈，如泰山压顶，有欲绳索紧捆者，其人定见气喘唇舌青黑，渴饮滚汤，此属阳脱于上，乃属危候，法宜回阳收纳为要，如大剂白通四汤之类，缓则不救。"范氏此案正本于此。

十二、痹证

1. 甘草附子汤

汤某，女，37 岁。1964 年起经常头晕，乏力，周身关节疼痛。1965 年 10 月 30 日晚，突觉肢体沉重疼痛，不能转侧，手不能握物，足不能移步，衣食住行均需他人料理。次日急送某医院，诊断为"风湿"，遂来求诊：两人搀扶前来，全身关节剧痛似鸡啄，游窜不定。头晕，耳鸣，四肢不温，畏寒恶风，口干少津不欲饮。舌质偏淡，舌体胖大边缘有齿痕，苔薄白。寸关脉浮虚，尺微沉。此为太阳证，风寒湿邪郁久成痹，法宜温经逐寒，除湿止痛，以甘草附子汤：炙甘草30g，制附子60g（久煎），白术12g，桂枝18g，生姜30g。2剂。

复诊：关节疼痛减轻，稍可转侧行动。上方加麻黄、细辛，以增强祛风散寒、开闭止痛之效，续进5剂。

三诊：自拄拐杖前来，关节疼痛及全身窜痛显减。头晕、耳鸣、畏寒、恶风亦明显好转。上方加茯苓以渗湿，续服5剂。

四诊：全身活动已较自如，精神好转，但腰腿尚觉疼痛、重着。虽见初效，一时难收全功。须培补脾肾，通窍除湿，以清余邪，拟理中丸加味续服：党参60g，干姜120g，炒白术60g，炙甘草60g，制附子120g，茯苓60g，肉桂30g，桂枝15g，枸杞子60g，琥珀60g。6剂，共研细末，水打丸，如黄豆大，日服2次，每次3g。连服3个月，基本痊愈，恢复正常工作。

原按：此证风寒湿邪兼而有之，蕴积已久，郁阻成痹。虽有畏寒恶风脉浮之表证，但不可单用发表；虽有头晕耳鸣，四肢不温，口干不欲饮，舌质偏淡而尺脉沉之里证，也不宜径投回逆。参之舌脉诸证，乃为风寒湿相搏，属太阳类似证。《伤寒论》曰："风湿相搏，骨节疼烦，掣痛不得屈伸，近之则痛剧……甘草附子汤主之。"此方用治本例风寒湿痹，颇相吻合。甘草益气和中，附子温经散寒止痛，白术燥湿健脾，桂枝祛风固卫，通阳化气，加生姜以助温散之力。

甘草附子汤之"骨节疼烦，掣痛不得屈伸"，与桂枝附子汤之"身体疼烦，不能自转侧"，皆为风寒湿相搏之太阳证，其疼痛不能自已者，均为筋胀之故，病理相同。所异者，本例甘草附子证，风湿留于关节，邪深入里；而桂枝附子证，风寒湿留着肌肉，有表无里，故汤证不同。

上述两方原义，桂枝附子证因属风湿，留着肌表，当以速去为宜，故附子用量较大；而甘草附子证，已病久入里，减其附子用量者意在缓行。但本例虽属久病入里，又暴发于一旦，且脉沉而细；故兼采两方之义，加大附子并生姜，既速去标，又开筋骨之痹也。

2. 桂枝芍药知母汤

柴某，男，13岁。1975年11月在义务劳动中遇雨，全身湿透，身觉不适。翌日感周身骨节烦痛。1个月后双膝关节逐渐肿大，膝关节周围出现硬结。1976

年1月初，下肢屈伸不利，行动困难，某医院诊断为"风湿性关节炎"，2月初由其父背来就诊：全身关节疼痛，四肢为甚。双膝关节肿大，膝面有多处硬结，双手掌脱皮，双脚边缘红肿麻木。晚间自汗出，食欲不振。舌质较红，苔白微腻，脉浮紧数。此为太阳证历节病，法宜祛风解热，化湿散寒，以桂枝芍药知母汤加减：桂枝12g，赤芍12g，知母12g，麻黄10g，生姜10g，白术15g，甘草6g，防风12g，薏苡仁20g。3剂。

上方服3剂，下肢渐能屈伸，诸症皆有好转，原法加辽细辛再服2剂。

三诊：膝关节及脚肿消，膝面硬结缩小变软。全身关节仍有轻微疼痛，原方加减续服：桂枝10g，赤芍12g，麻黄10g，生姜10g，白术12g，甘草3g，防风10g，茯苓12g，川芎10g，柴胡10g，前胡10g，羌活10g，独活10g，辽细辛3g。嘱服数剂，可停药，忌食生冷，预防风寒。月余后，关节已不疼痛，双膝硬结消失，病已痊愈。

> 原按：本例劳动中大汗出，风寒湿邪留注关节。正如仲景所云："诸肢节疼痛，身体尪羸，脚肿如脱，头眩短气，温温欲吐，桂枝芍药知母汤主之。"此例主证突出，风寒湿邪致痹，病属太阳类似证。但已有风从热化之象，故去附子，加薏苡仁以增强渗湿利痹、止痛拘挛之效。

3. 当归四逆汤

（1）刘某，男，60岁。腰腿关节疼痛已10余年，痛有定处，遇寒痛增。开始右膝关节较重，左腿及腰痛稍轻。1956年以后更加冷痛沉重，下肢伸屈不利，以至不能下地活动。1960年6月来诊：下肢冷，骨痛，麻木，拘挛，沉重，右腿尤甚。伸屈行动困难，须靠拐杖或挽扶方能移步。面黄晦黑，舌质微乌，苔薄灰白，脉沉细。此为气血皆虚，寒湿内搏于骨节所致。法宜养血通络，温经散寒，以当归四逆汤加味：当归10g，桂枝10g，白芍10g，辽细辛3g，木通10g，红枣30g，生姜10g，苏叶10g，甘草6g，防风10g，牛膝10g，木瓜10g。

二诊：上方连服6剂，右腿已能屈伸，开始着力缓缓而行；骨节冷痛、拘挛亦减。厥阴伤寒之外证初解，多年痼疾松动；患者年已花甲，六脉沉细无力，舌质仍暗淡无华，久病衰弱之象益显。法宜驱阴护阳，温补脾肾，以理中汤加味：党参15g，白术12g，炙甘草15g，干姜12g，肉桂3g，制附子30g（久煎）。上方服20余剂，行动自如，恢复正常工作。

原按：本例患者临床表现下肢疼痛较剧，且关节重着，固定不移。寒为阴邪，侵入人体，阴经受之；客于筋骨肌肉之间，故迫使气血凝滞，遇冷则痛更增。参之面色青黄，舌质乌暗，苔现灰白，皆属寒主痛，可知寒凝痛痹，乃其主证。患者自觉右腿发凉，骨重难举。可见寒湿阴邪，已深侵入骨。《素问·长刺节论篇》曰："病在骨，骨重不可举，骨髓酸痛，寒气至，名曰骨痹。"

下肢冷痛，骨重难举，麻木拘挛，参之舌质暗淡，脉象沉细，实为风寒中于血脉，血为邪伤，则营气阻滞，故病属厥阴寒证。郑重光曾指出："手足厥寒，脉细欲绝，是厥阴伤寒之外证；当归四逆是厥阴伤寒之表药也。"这里不仅说明厥阴风寒中血脉而逆与四逆证不同，而且点出为何用当归四逆之理。今验之临床，初诊服药6剂，厥阴伤寒之外证递除，血分之邪被逐，营气之阻滞即通，故下肢骨节冷痛拘挛诸症，迎刃而解。再进理中汤加味，培补先后2天，阴消阳长，从阴出阳，因势利导而病获愈。

（2）坐骨神经痛：郝某，男，70岁。曾有风湿性关节痛史。1973年冬，臀部及右腿冷痛难忍，不能坚持工作。经某医院检查，诊为"坐骨神经痛"，1974年3月中旬来诊：少腹及下肢发凉，膝关节以下微肿，行走困难，自右侧臀部沿腿至足抽掣冷痛。神疲，头昏，舌质淡红稍乌暗，苔白滑腻满布，脉细弱。辨为风寒入肝则筋痛，入肾则骨痛，入脾则肉痛。显系邪入厥阴肝经，寒邪凝滞，气血受阻所致。"本例冷痛，自臀部痛引下肢，小腹及四肢末端发凉。此为厥阴证之血虚寒凝。气血运行不畅，不通则痛。欲续其脉，必益其血，欲益其血，必温其经。故不以四逆回阳，而以当归四逆温经散寒，养血活络为治：当归12g，桂枝15g，白芍12g，辽细辛5g，木通12g，炙甘草6g，大枣20g，牛膝12g，木瓜12g，独活10g。服上方3剂，肢痛减轻，原方续服4剂，可缓步而行，疼痛大减。仍守原方，加苏叶10g，入血分，散寒凝；加防风10g，祛经络之风邪。再服10剂，疼痛基本消失，神疲、头晕显著好转，滑腻苔减。唯下肢稍有轻微麻木感，时有微肿。寒邪虽衰，湿阻经络之象未全解，上方酌加除湿之品，以增强疗效：当归12g，桂枝10g，白芍12g，木通12g，牛膝12g，茯苓15g，白术15g，苍术10g，薏苡仁15g，炙甘草6g。1个月后病基本治愈，步履自如。追访7年病未复发。

评析：当归四逆汤主治"手足厥寒，脉细欲绝者"，其病机在于血虚寒滞，辨证要点在于脉细弱，加之病在下肢，"系邪入厥阴肝经"，选方思路在此。

十三、鼻衄

1. 麻黄附子细辛汤

冉某，女，72 岁。1975 年 4 月，感冒后鼻内出血。前医诊为肺热，连服清热解表剂，病势不减。急用云南白药塞鼻内，血仍渗出不止，遂来就诊：鼻衄已 10 日，鼻血仍阵阵外渗，血色暗红，面色苍白。饮食难下，四肢逆冷，恶寒身痛，微咳。舌质暗淡苔白滑，根部微黄腻。辨为阳虚之人，外感寒邪，血失统摄，阳气被遏，脉络瘀滞，血不循常道而外溢，属太阳少阴证鼻衄。法宜助阳解表，温经摄血，以麻黄附子细辛汤加味：麻黄 10g，制附子 60g（久煎），辽细辛 3g，炮姜 30g，荷叶 10g（醋炒），炙甘草 20g。

1 剂出血减，2 剂后血全止。以四逆汤加益气之品续服：制附子 30g（久煎），炮姜 15g，炙甘草 10g，党参 10g，上肉桂 10g（冲服），大枣 30g。3 剂后精神好转，饮食增加。嘱以当归生姜羊肉汤加黄芪炖服调补。

评析：本例鼻衄，属寒中少阴，外连太阳，主以表里双解，佐以温经摄血而衄止。仲景有"衄家不可汗"之戒，此例何以用麻黄？范氏释曰："患者兼有太阳伤寒之表，具备麻黄证。"方中重用附子，温少阴之经，解表而不伤阳气；重用炙甘草以制之，则不发汗而祛邪。临床所见，衄家并非皆不可汗，须具体分析。

2. 四逆汤

刘某，男，5 岁。某年春季，其父背来就诊说："小儿一人在家，中午忽发现鼻出血不止，倦怠无力，躺在椅上，面色苍白。曾频频用凉水冷敷，流血反而加剧。"急请范中林先生诊治：患儿精神萎靡，四肢逆冷，唇舌淡白。此为少阴寒证，阳气衰微，不能摄血，阴气较盛，势必上僭。法宜壮阳驱阴，温经摄血。急投四逆以救其里。处方：天雄片 30g，炮姜 30g，炙甘草 20g。1 剂。嘱急火煮半小时许，先取少量服之；余药再煮半小时，续服。患儿父亲将处方拿回家中，其母见之，大吵大闹："从古到今，未见鼻流血用干姜附子!"其父仍坚持服用。1 剂未尽，血立刻止住。傍晚，患儿在院内玩耍如常。

评析：鼻衄一证，外感风邪，肺郁化热；过食辛辣厚味，胃火上逆；暴怒气逆，肝火妄动；肾阴耗损，虚火上炎等，均可热伤脉络，迫血妄行，治则常以清热凉血为主。但临证确属虚寒，血失统摄而致衄者，亦非少见，若误用凉药每致偾事。本例精神萎靡，四肢逆冷，唇舌淡白，显系阴证，范先生以大剂四逆汤，1剂即能取效，颇见功力。

十四、甲状腺囊肿

麻黄细辛附子汤加味

宋某，女，36岁。体质素弱，常患感冒。1977年5月患外感咳嗽，服清热止咳中药数剂后表证解。越数日忽发现颈部左侧有一包块，约2cm×3cm，触之稍硬，随吞咽活动，无痛感。自觉心累，无其他明显症状。某医院诊断为"甲状腺左叶囊肿"，建议手术未允，同年7月求诊：左侧颈部出现包块已两月。神疲乏力，食欲不振，入夜难寐，手足清冷，恶寒，头昏。舌暗淡，苔淡黄而腻。此属瘿病，主证在少阴，兼太阳伤寒之表，法宜扶正祛邪，温经解表，以麻黄细辛附子汤加味：麻黄10g，制附子60g（久煎），辽细辛6g，桂枝10g，干姜30g，甘草30g。

二诊：上方服3剂，包块变软，心累乏力略有好转。药证相符，重剂方能速效。上方干姜、附子、甘草3味加倍，再服3剂。

三诊：包块明显变小，舌质稍转淡红，苔黄腻亦减。以初诊方续进10剂，包块逐渐消失。

评析：风寒湿邪先袭太阳，日久深入少阴，寒凝气滞，壅于颈侧而成结聚。此案未泥于一般瘿肿多属痰气郁结之认识，未用一味软坚散结套方套药，而是从太阳少阴证论治，温经解表，以畅气血；通阳散寒，以开凝聚，同样收到消瘿散结之功，体现了"治之但扶其真元"之旨。

此案三次投方用药内容未变，但药量增减变化颇有寓意。二诊时"包块变软，心累乏力略有好转"，认为"药证相符，重剂方能速效，上方干姜、附子、草甘味加倍"，可谓胆识；三诊时"包块明显变小"，又减量改回初诊方，可谓审慎。查范氏各案初诊方附子大都未用重剂，得效后再增加用量，一般是翻番加倍。取得显效后，再减量改为初诊量，所谓"阳气渐回，则姜附酌减"。这样既防止蓄积中毒，又体现了"大毒治病，十去其六"之旨。

十五、崩漏

甘草干姜汤/理中汤

（1）吴某，女，43岁。自1971年因失眠与低血压时而昏倒，1975年以后发病频繁，尤其经量多，间隔短，长期大量失血，不能坚持工作。北京数家医院均诊断为"功能性子宫出血"并发"失血性贫血症"，经治疗无效。1978年6月来诊：行经不定期，停后数日复至，淋漓不断，色暗淡，夹乌黑瘀块甚多。头痛，水肿，纳呆，蜷卧，失寐惊悸，气短神疲，肢软腹冷，恶寒身痛。面色苍白，形容憔悴。舌淡苔白滑，根部微腻，脉沉而微细。辨为太阴少阴证崩漏，法宜温经散寒，复阳守中，以甘草干姜汤：炮姜30g，炙甘草30g。3剂。服药后胃口略开，仍恶寒身痛。继以甘草干姜汤合麻黄附子细辛汤，温经散寒，表里兼治：制附子60g（久煎），炮姜30g，炙甘草30g，麻黄9g，辽细辛3g。上方随证加减，附子加至120g，炮姜120g，共服25剂。全身水肿渐消，畏寒蜷卧、头痛身痛均好转。崩漏已止，月事趋于正常，瘀块显著减少。舌质转红，仍偏淡，苔白滑，根腻渐退。病已明显好转，阳气渐复，阳升则阴长，但仍有脾湿肾寒之象。法宜扶阳和阴，补中益气，以甘草干姜汤并理中汤加味主之，随证增减，共服40余剂：制附子60g（久煎），干姜15g，炙甘草30g，党参30g，炒白术24g，茯苓20g，炮姜30g，血余炭30g，上肉桂10g（冲服），鹿角胶6g（烊化）。至1978年10月，月经周期、经量、经色已正常，诸症悉愈，恢复全日工作。

> 评析：凡治血症，当分阴阳。以郑钦安看法，阳火引起的血症少见，阴火引起者则多见，"十居八九"。妇科月经诸证属血证范畴，须知亦是"阴邪上逆，十居八九，邪火所致十仅一二"。此案结合舌脉，长期漏下，首"属太阴，以其脏有寒故也"。为此，始终以温脾为主，先用甘草干姜汤守中复阳以摄血。后因外连太阳畏寒、头痛身痛之证，以甘草干姜汤合麻黄附子细辛汤，温经散寒，表里兼治。见证由脾胃局部虚寒而发展为全身虚寒少阴证，故取附子为主药。善后以附桂理中汤加味收功，皆具见地。

（2）某女，月经时有提前或错后，干净二三天后又来，七八天或半月淋漓不断。其人面色苍白，神疲嗜眠，饮食不多，脉沉细。辨为阳气虚弱，不能统摄阴血所致。先以炮姜甘草汤加棕榈炭以止血；继以附子理中汤，连服4剂，经漏已止；最后以附子理中汤合当归补血汤善后，巩固疗效。此后，每次月经均在四五天即干净。

评析：此案判为阳虚失于摄血，自是常理。前后三步选方用药颇具示范意义，清代《女科经纶》有著名的治崩三法："初用止血，以塞其流；中用清热凉血，以澄其源；末用补血，以复其旧。"示后人以此症治疗圭臬，本案塞流用炮姜甘草汤加棕榈炭止血；唯用"清热凉血，以澄其源"是指血热引起之崩漏而言，本案乃由阳虚所致，故澄源用附子理中汤以扶阳温中；复旧则用附子理中汤合当归补血汤善后，移步换法，思路清晰。

十六、闭经

茯苓四逆汤

胡某，女，38岁。经闭四年，渐至形寒、肢冷、颤抖，全身水肿，行动需人搀扶。全身水肿，下肢尤甚，按之凹陷，遍体肌肉轻微颤抖。头昏，畏寒，不欲食，神疲蜷卧，四肢清冷，声低气短。面色青暗无泽，舌淡胖，有齿痕，苔薄白，脉伏。辨为少阴证经闭，阳虚水肿，法宜通阳渗湿，暖肾温中，以茯苓四逆汤加味：制附子120g（久煎），茯苓30g，潞党参15g，干姜60g，桂枝12g，炒白术12g，炙甘草30g。服完1剂，小便清长，肿胀略有减轻，每餐可进食米饭一两。继服2剂，肿胀明显好转，颤抖停止。原方再进3剂，并以炮姜易干姜，加血余炭30g，返家后续服，月余病愈。

评析：此证属脾肾阳虚，阴寒内积，其畏寒、肢冷、神疲蜷卧、声低气短，面色青暗，舌淡脉伏，皆一派少阴寒化之明证。治以茯苓四逆汤，姜附回阳逐阴，甘草缓中，茯苓渗利，党参扶正。加白术补脾燥湿，桂枝以通心阳而化膀胱之气；加炮姜易干姜，取其温经助血之行；再加血余炭，既有去瘀生新之效，又具利小便之功，以促其肿胀消除。全案始终未用一味通经活血之药，径予大剂姜、附温阳直取病本，功夫全用在温阳祛寒上。

十七、不孕

真武汤

黄某，女，34岁。已婚7年未孕，男女双方经检查生理正常。1959年冬开始，自觉头昏、乏力，早晨脸肿，下午脚肿，月事不调。1965年春，病情发展严重，同年 7 月 20 日来诊：闭经半年，白带多。全身轻度水肿，下肢较重。周身疼痛，畏寒，多梦，纳差，血压有时偏高。小便不利，大便先结后溏。舌质淡胖嫩边有齿痕，苔白滑，中间厚腻，脉沉。此为邪入少阴，火衰水旺，肾阳虚衰，经水不调之不孕症。首以真武汤加减，温阳化气行水为治：制附子 120g（久煎），茯苓 30g，生姜 30g，桂枝 15g，炮姜 30g，炙甘草 15g。4 剂。

二诊：全身水肿显著消退，食欲增加，原方再服 4 剂。

三诊：神疲、恶寒等证虽有好转，仍有血枯经闭，原方合并当归补血汤：制附子 60g（久煎），茯苓 20g，白术 15g，生姜 30g，桂枝 10g，黄芪 30g，当归 10g，炙甘草 10g，炮姜 30g。

四诊：上方服至 8 剂时，月经来潮。色淡量少，有瘀块。小腹发凉隐痛，仍有宫寒凝滞之象，以温经汤加减：吴茱萸 6g，当归 10g，川芎 6g，白芍 10g，血余炭 20g，炮姜 20g，炙甘草 10g。2 剂。

五诊：小腹冷痛消失，瘀血显著减少，诸症明显好转。嘱戒房事半年，处方缓服调养：制附子 60g（久煎），肉桂 10g（研末，冲服），炮姜 30g，血余炭 20g，菟丝子 20g，肉苁蓉 10g，黄芪 30g，当归 10g，南沙参 15g，炙甘草 15g，枸杞子 20g，巴戟天 12g。1979 年追访，前后共服药百余剂，1967 年怀孕，现已有两个孩子。

原按：本例病根在于少阴真火虚衰，肾阳不振，又累及于脾。故现龙飞水泛，后天生化之源，日益气虚血枯，寒凝胞宫，经脉受阻，月事不下。故首投温阳化气行水之剂，重用炮姜、附子，镇纳群阴。再以补血益气，温经散寒为治。脾湿除，气血调，任脉通，血海盛，经期正，连生二子。

评析：本案治疗并未着意于不孕套方套药，只是依据证情，予以温阳利湿，在改善阳虚湿盛的同时，竟然受孕，再次证明郑钦安"功夫只在阴阳上打算"，扶阳治本的重要意义。

十八、胎黄

通脉四逆汤

吴某，男，新生儿。患儿足月顺产，初生即周身发黄，现已 55 日，体重 1.5 千克，身长约 30cm。身面长满黄色细绒毛，长约 1cm，皮肤晦黄不退。精神萎靡，四肢不温，皮肤干涩，头发稀疏、黄糙，生殖器肿大。虽值炎暑，还须棉花厚裹。稍受微风或惊动，皆易引起呕吐。某医院诊为"先天不足"，未予治疗。范氏接手，询知怀孕后嗜饮大量浓茶，每日 5~6 磅（2.3~2.7 升），连茶叶均嚼食之。推知脾阳受伤，湿从内生，湿邪久羁，遗于胞胎，致先天亏损，脾肾阳气衰微，气亏血败，经隧受阻，胆液溢于肌肤，故发为胎黄。精神萎靡，四肢不温，头发稀疏而黄糙，显为少阴阴盛阳微之征。法宜破阴回阳，以通脉四逆汤加味：制附子 15g（久煎），干姜 15g，甘草 10g，辽细辛 1g，葱白 30g。连服 20日。另配以针砂散，祛脾胃之湿浊。月余后，患儿身黄退，体重略增，逗之能笑。遂停药，嘱其细心调养。1978 年追访：患儿已长成人，参加工作，体重55kg，身高 164cm。

评析：患婴脾肾阳气不振，寒湿郁滞，运化失常，胆汁溢于肌肤；参之肢体不温，发育不良等，应属太阴、少阴虚寒。投以通脉四逆汤，以助先后天阳气，未用茵陈类退黄套药，配以针砂散除脾胃之湿浊。阳旺湿消，气机通畅，邪去自安。通脉四逆汤中干姜之量较四逆汤加倍，含有治重太阴的含义。

十九、咽痛（咽炎）

麻黄附子甘草汤

（1）李某，男，36 岁。1971 年 5 月起，咽部有异物感，吞咽不利，并伴有项强、胸满、肩酸、背痛等症。某医院诊为"慢性咽炎"，服用炎得平、六神丸、四环素类，外用冰硼散治疗，病势不减。后服清咽利膈、泻热解毒中药半年，咽喉疾患益重，并现恶寒身痛，胸憋气短，胃腹胀痛，完谷不化等症，自疑"癌"变，思想负担沉重。1972 年 2 月求治：咽痛，吞咽如有阻塞，胸满，纳呆，便溏，头痛，咳痰，四肢清冷。舌质偏淡，苔微黄滑，脉弱无力。此病乃过服凉药，以致阳气虚微，复因旅途劳累，受风寒侵袭。本少阴喉痹，又兼太阳外邪，以麻黄附子甘草汤加细辛、生姜，扶阳解表，通达内外：麻黄 10g，制附子60g（久煎），甘草 20g，细辛 3g，生姜 30g。4 剂后，头痛、胸满、咳痰俱减，余症无明显变化，原方再服 4 剂。身痛减，饮食增，便溏止，咽痛痹阻稍有好转。因肾阳虚衰，阴气上腾，痰湿上干清道，日久凝聚较深，致喉痹难愈。以大剂四逆汤壮阳驱阴，加上肉桂温营血，助气化，益火消阴，散寒止痛：制附子120g（久煎），干姜 60g，炙甘草 30g，上肉桂 12g（冲服）。3 剂。

咽痛痹阻之证基本消失，精神大振。久病气血皆亏，应培补脾肾，以理中丸加阴阳平补之品缓服：党参30g，白术30g，干姜30g，制附子60g，上肉桂15g，紫河车30g，冬虫夏草30g，菟丝子30g，炙甘草20g。3剂。共研细末，水打丸，每日服3次，每次10g。月余病愈上班。

评析：喉痹之证，须分阴阳。本例喉痹曾服大量清凉退热之品，病势不减反增。参之舌、脉诸证，显然与风热邪实上犯之喉痛有别。此例客寒咽痛，喉痹日久，且少阴寒化之证突出。初诊时太阳表证比较明显，故以太阳少阴两经同治，寓解表于温阳。再峻投四逆汤加味，补命门，散寒滞，最后培补脾肾以收全功，处处顾护阳气，尽显火神派风格。

(2) 黄某，女，44岁。一年前因兄病故不胜悲戚。次日自觉喉部不适，似有物梗。继而发展至呼吸不畅，甚至憋气，心悸，身麻。某医院五官科检查，诊为"喉炎""瘜肉"。初诊：喉部明显堵塞，轻微疼痛。向左侧躺卧，气憋心慌，全身发麻。头昏，体痛，乏力，咳嗽吐泡沫痰甚多，自觉周身血管常有轻微颤动，精神倦怠，食欲不振，胃脘常隐痛，喜热敷，形体消瘦，步履艰难。前医均以清热解毒，养阴散结为治，服药百余剂，仅夏枯草一味，自采煎服两箩筐之多。医治年余，越清火反而觉得火越上炎，舌上沾少许温水均觉灼痛，满口牙齿松动、疼痛。唇乌，舌质偏淡微暗，少苔不润，脉沉细。此忧思郁结而成梅核气，并因正气不足，过服凉药，转为少阴证喉痹。先以半夏厚朴汤加味，调气散郁为治：法半夏15g，厚朴12g，茯苓12g，生姜15g，苏叶10g，干姜12g，甘草10g。服4剂后觉喉部较前舒畅，憋气感消失，吞咽自如。仍咳嗽、头昏、身痛，为太阳表证未解。法宜温通少阴经脉，兼解太阳之表，以麻黄附子甘草汤加味：麻黄10g，制附子120g（久煎），炙甘草60g，干姜60g，辽细辛6g。服6剂后咳嗽，头昏、体痛基本消失，痰涎减少，心悸好转。唯喉间瘜肉未全消，左侧躺卧仍有不适。尚觉神疲，牙痛松动，舌触温水仍有痛感。此为少阴虚火上腾，宜壮阳温肾，引火归原，以四逆汤加味：制附子120g（久煎），干姜片60g，炙甘草45g，上肉桂12g（研末，冲服），辽细辛6g。上方连进4剂，诸症皆减。以理中汤加味善后，继服10余剂。1979年7月追访，患者说："我第一次服这样重的热药，很怕上火，小心试着服，结果几剂药后，反觉得比较舒服，喉部就不堵了，从此3年来未再发病。"

评析：本案病情较复杂，纵观全局，病根在于少阴心肾阳虚，无根之火上扰；主证在于喉部气血痹阻，病属阴火喉痹；诱因为忧伤太过，致痰气郁结而上逆；兼证为太阳风寒在表。治宜先开痹阻，利气化痰，方选半夏厚朴汤；然后表里同治，以麻黄附子甘草汤加味主之；再集中优势兵力，以四逆汤加味引火归原。统筹全局，步步深入，学者当学此思路。

❧ 唐 步 祺 ❧

　　唐步祺（1917—2004），四川永川县人，火神派的忠实传人。1941 年毕业于国立四川大学。祖父蓉生公以医闻于世，私淑郑钦安学术。唐氏幼承庭训，习郑氏之学，后又游学于伤寒学家吴棹仙之门，继而问难于北京中医学院任应秋先生。行医半个多世纪，精于伤寒与火神派之学，临床善用经方，尤擅应用大剂姜、桂、附子，屡起沉疴，人誉"唐火神"。

　　唐氏服膺郑钦安之学，毕生研究、传承火神派学说，多年致力于郑钦安著作的阐释研究，曾几次专门走访郑氏嫡孙及其亲属，得到一些有关郑氏的遗闻轶事，其中治愈成都朱知府之夫人的顽固性吐血轶案（《火神——郑钦安》），是为郑氏少见的具体医案，对后世理解火神派理论颇有助益。历时 15 年将郑钦安《医理真传》《医法圆通》与《伤寒恒论》三书阐释完成，先后付梓。后又将三书统一体例，合为一本，定名为《郑钦安医书阐释》，1996 年由四川巴蜀书社出版，该书对郑氏原著精勘细校，订正错讹，按节进行阐释，融入自己的心得体会，附有自己的案例约 50 个。该书还对郑钦安学说做了初步的归纳整理，认为郑氏"善用大剂量姜、桂、附以回阳救逆，拯人于危。其于阳虚辨治所积累之独到经验，实发前人之所未发，乃祖国医学之瑰宝，千古一人而已！"书出后多次加印发行，成为研究、传承火神派的重要文献。"斯文宗孔孟，注疏宗程朱"（《医法圆通·卷二·敬批》），是说为经典著作注疏的作用，唐氏之书即为郑氏三书注疏的优秀范例。"海内外反响强烈，谓其能自成体系，独立医林。登门求教者络绎不绝。海外弟子还邀请两赴欧洲，一赴新西兰讲学授徒，其门人广布国内及欧、亚、澳洲"（《郑钦安医书阐释》）。就此而论，唐氏称得上火神派最忠实的传人，用心最专，用力最勤，成绩最著。

　　成都中医学院国医大师郭子光教授为该书作序称：唐氏"对郑氏著作研究有素，不惜数年之精力，逐条逐句，细勘点校，并附阐释，旁征博引，彰明义理，展现奥旨，又将自己实践心得融于其中，是以学知所用，确非随文释义者可比。"唐氏另外著有《咳嗽之辨证论治》一书，1982 年由陕西科学技术出版社出版。

　　唐氏没有专门医案集，本书所选案例主要出自《郑钦安医书阐释》和《咳嗽之辨证论治》两书。由于是在对郑氏原著进行阐释的同时，夹以自己的案例，故唐氏医案较为简略，不太完整，有些案例仅示以方剂名称，未标示具体药味和剂量，但并不影响对其用药风格的理解。

一、咳喘

1. 麻黄汤

（1）敬某，男，35 岁，农民。从事农业生产，在田间感受风寒而致咳嗽，经历数年，久之兼喘。受凉后咳喘更重，对治疗失去信心。此次发病较已往为重，头痛，一身酸痛，恶寒发热，咽喉发痒，则咳嗽气喘不已，吐风泡沫清痰，口不渴，需饮极热之茶水，喘咳能稍缓解。舌质淡，口中有津液，舌苔白腻而微黄，脉象浮紧而滑。此乃外感寒邪所致，法当辛温解表，麻黄汤加紫苏、防风治之：麻黄 8g，杏仁 18g，桂枝 12g，甘草 15g，紫苏 12g，防风 12g。服药 2 剂，恶寒、发热、头痛、身痛俱大减轻，喉已不痒，咳喘随之亦减。但表寒尚重，麻黄汤加生姜、半夏散表寒而降逆：麻黄 9g，杏仁 18g，桂枝 12g，甘草 15g，生姜 31g，半夏 18g。又服 2 剂，而告痊愈。

（2）李某，女，4 岁。患儿生下后即托人照护，时常感冒。从 1 岁起，随时咳嗽，一月半月始能告愈，不久复发，一年内即有三四个月咳嗽，经检查诊断为百日咳。中西医治疗，迄无良效。咳时兼喘，头痛，口不渴，有时恶寒，有时又发热，无汗，咳时吐清泡沫痰，晚上更甚，一咳连续一二十声。唇白，舌质淡红，苔微黄。受凉即发，或受凉后加重。乃属感寒之百日咳，应以麻黄汤之辛温发表为的剂。但现时咳而发呕，故加半夏、生姜治之：麻黄 6g，杏仁 15g，桂枝 6g，甘草 12g，半夏 9g，生姜 15g。

尽剂后，晚上睡觉时出汗，咳嗽大大减轻，已不发呕，清泡沫痰亦减少，继续用麻黄汤原方治之：麻黄 6g，杏仁 15g，桂枝 6g，甘草 12g。

又尽 2 剂，咳嗽痊愈。患儿所以感寒咳嗽，因身体虚弱，缺乏抵抗外邪侵袭能力，必须增强体质，乃以六君子汤补阳益气，调和营卫，巩固疗效：党参 9g，茯苓 9g，白术 9g，炙甘草 9g，半夏 6g，陈皮 6g。

共服 4 剂，迄今已 10 年，小儿身体健康，咳嗽未曾复发。

评析：本案百日咳感寒而发，唐氏予麻黄汤取效，初诊因咳而发呕，故加半夏、生姜，继则改回原方。咳愈后，以六君子汤益气化湿，用药均十分精炼，允为高手。

2. 新订麻黄附子细辛汤

（1）续某，女，45岁，干部。水肿面容，色黄而黯，两眼无神，恶寒，两膝以下冰冷，如泡水中，通夜睡不暖，两腿随时发抖、抽搐，肌肉痛，气短，心累心跳，总觉精神不支，喜静坐而恶活动，胸部苦满，不思饮食，口虽干而不饮茶水。经期推迟，量少而色乌黑。平日易感冒，恶寒发热，喉管发痒即咳嗽喘促，吐白泡沫涎痰。注射青链霉素，半个月或一个月告愈，不久又感冒咳喘，如此循环不已。近又感冒，咳嗽喘促吐痰，嘴唇乌白，满口津液。舌质淡红，苔黄白，脉浮紧而细。

此阳虚为病之本。阳虚卫外不固，不能抵抗风寒入侵，故易感冒。因感冒引起咳嗽喘促，亦不一定是慢性气管炎复发，此为肺有沉寒，外之风寒入而附之，发为咳喘，非清热解毒一类方药所能治。此为外感风寒，由太阳而入少阴之咳喘，法当温经散寒以平咳止喘，用新订麻黄附子细辛汤加味治之：麻黄9g，制附子31g，细辛3g，桂枝15g，干姜31g，甘草31g，苏叶12g，防风15g。上方服2剂，服第1剂时用童便为引，使虚热下行；第2剂可不用。据云服第1剂后，咳喘大减；2剂咳平喘止。

评析： 新订麻黄附子细辛汤为唐氏所拟效方，组成：麻黄，制附子，细辛，桂枝，干姜，甘草。本方乃针对表里同病而拟。麻黄、桂枝，太阳证用药也；附子、干姜，少阴证用药也。恶寒发热，无汗而脉沉，是表里同病，故用麻黄以发汗解表，附子以温经扶阳，麻附配伍，可使体力增强而表邪易解，汗出表解而无损于心阳；益以细辛配麻黄，祛痰利水而治咳逆上气，配附子能温经散寒而除一切疼痛；桂枝辛温，能引营分之邪达于肌表；干姜辛烈温散，能祛寒邪。甘草之甘平，调和诸药，兼以润滑喉头气管。加入桂枝、干姜、甘草3味，温通散寒之力更强，且有和中而顺接阴阳二气之效，且3味俱有治咳之功。故凡一切阳虚感寒之咳嗽、哮喘，皆能治之，并为治各种伤寒虚弱咳嗽、哮喘，以及因伤寒而引起之寒痛要方。

（2）李某，男，3岁。小儿患咳嗽，已经月余，经医院检查诊断为百日咳，服药无效。一咳就连续一二十声，头倾胸屈，有时涕泪俱出，吐泡沫涎痰，出冷汗，喘促气紧，晚上尤甚，面色青白，唇乌黯。舌质淡红，苔白带微黄。此乃阳虚而寒重，以新订麻黄附子细辛汤治之：麻黄3g，制附子18g，细辛2g，桂枝3g，生姜15g，甘草15g。

服药后，喘咳有所减轻，但里寒重，必须扶阳以散寒止咳，四逆加麻黄汤治之：制附子 24g，干姜 18g，炙甘草 18g，麻黄 6g。

尽剂后咳喘更减，冷汗已敛。舌苔微黄去，略现红润，涕泪俱无，四逆汤加味治之：制附子 24g，干姜 18g，炙甘草 18g，茯苓 15g，白术 15g。

连服 2 剂，喘平咳止。嘱禁食生冷瓜果，巩固疗效。

（3）刘某，女，58 岁，农民。素有咳喘病，每次发病严重，晚上不能平卧。此次发病，饮食减少，心累心跳，咳嗽气紧，吐白泡沫清痰，整夜不能安眠，全身强痛，背上及两脚冰冷，面容微红而现水肿，嘴唇乌白。舌苔黄腻，脉浮紧而细。此乃肺阳虚弱，复受寒邪侵袭。宜表里兼顾，温肺散寒以利咳喘，新订麻黄附子细辛汤加味治之，重用姜、桂温补肺气：麻黄 9g，制附子 31g，细辛 3g，桂枝 31g，干姜 31g，生姜 62g，甘草 31g。

服药 1 剂后，痛证悉除，咳喘减轻，已能平卧，继续用附子理中汤去人参加茯苓治之：制附子 31g，白术 31g，干姜 31g，茯苓 24g，炙甘草 31g。

连尽 2 剂，不复怕冷，咳喘大减。咳时右胁微胀痛，面容苍白无神，此肺阳偏虚。姜桂汤加味扶肺阳，肺阳旺而咳自愈：生姜 62g，桂枝 31g，茯苓 24g，半夏 18g。尽剂后而咳嗽愈。

3. 四逆加麻黄汤

（1）高某，女，71 岁，家务。每年冬季都要发作咳喘，整天睡在床上。此次发病更重，咳嗽吐脓臭痰，日夜不能平卧，诊断为慢性支气管炎，并发肺气肿。其脉沉迟而细，舌苔黄腻而厚，略带微白，不饮食已 3 日。腹痛身痛，四肢厥冷，神识已不清楚。此由阳虚不能卫外，寒中三阴，引动宿痰，并误服寒凉药味，注射青霉素，形成阳虚欲脱之症，必须大剂回阳，并加散寒药味，主以新订四逆加麻黄汤：制附子 62g，干姜 31g，炙甘草 31g，麻黄 12g。

尽剂后，神识渐清，咳喘略减，能吃粥一小碗，但四肢仍厥冷，上方加重分量治之：制附子 124g，干姜 62g，炙甘草 62g，麻黄 18g。服 1 剂，咳喘大减，已能平睡，脓臭痰化为泡沫痰，四肢渐温和。舌苔黄腻减少，脉仍沉细。以新订麻黄附子细辛汤温经散寒，平咳定喘：麻黄 9g，制附子 62g，细辛 3g，桂枝 15g，生姜 62g，甘草 31g。连服 2 剂，诸症悉退。唯胃纳不佳，微咳，吐清稀水痰。法当温脾健胃，处以附子理中汤去参加砂仁、白豆蔻：制附子 62g，白术 31g，干姜 31g，炙甘草 31g，砂仁 15g，白豆蔻 15g。又服 2 剂，咳喘痊愈，饮食渐增，嘱以附子、生姜炖羊肉汤调理，以竟全功：制附子 62g，生姜 62g，羊肉 500g。

患者炖服羊肉汤两次，有如平人，不怕冷，能做些家务。第2年冬季，咳喘亦未复发。

评析：咳吐脓臭痰，兼之舌苔黄腻，一般辨为肺热痰火。但脉沉迟而细，四肢厥冷，神识不清，不进饮食已3日，腹痛身痛，一派阴寒之象。脓臭痰系宿痰郁积而致，不可按痰火认证，舌苔黄腻也不单主热象，慢性咳喘久病常见此等症状，不可惑此而投寒凉之品。当从全身阴象阴色着眼，看出阳虚本质。

四逆加麻黄汤组成：制附子、干姜、炙甘草、麻黄，唐氏称之为新订四逆加麻黄汤。方解：四逆汤为回阳之主方。《伤寒论》原文治下利清谷，三阴厥逆，恶寒，脉沉而微者。凡一切阳虚阴盛为病者皆可服也。四逆汤不独为少阴立法，凡太阳病脉沉与寒入三阴及一切阳虚之证，俱能治之。麻黄为太阳证伤寒之主药，又为肺家专药，能开腠散寒，用以发汗解表，附子温经扶阳，麻黄、附子配伍，使汗出表解无损于阳气。

（2）钟某，男，63岁，农民。咳嗽痰多，喘不能卧，心累心跳，微热不渴，一身重痛，早晨咳吐清痰更多。舌苔薄白，脉浮而微弦。此内挟水饮，外受寒邪之侵，小青龙汤治之：麻黄9g，桂枝18g，白芍12g，甘草18g，干姜31g，五味子6g，细辛3g，半夏18g。

服药2剂后，清痰减少，喘咳亦轻。但仍寒冷，面色青黯，脉转沉迟，是阳虚寒邪入里，新订四逆加麻黄汤以温膈上之饮，利肺气而止咳平喘：制附子62g，干姜31g，炙甘草31g，麻黄9g。

又尽2剂，病现平稳，此是病重药轻，原方加重剂量治之：制附子124g，干姜62g，炙甘草62g，麻黄15g。

服1剂后，精神转好，心累心跳及咳喘均减轻，但清晨仍多清稀痰沫，微恶风寒，脉仍沉迟，是内外之寒皆未祛尽，新订麻黄附子细辛汤治之：麻黄9g，制附子62g，细辛3g，桂枝15g，干姜31g，甘草31g。

又尽1剂，诸症悉减，唯胃纳不佳，法当温建中宫，处以附子理中汤去参加丁香，健脾胃以复元气：制附子31g，白术31g，炮姜31g，炙甘草31g，公丁香15g。连尽2剂，元气复而咳止。

评析："老慢支"患者反复咳喘，急性发作，是临床常见症情。此案治疗思路颇具典型性：先予小青龙汤（或麻黄汤）解表治标为主，次以四逆加麻黄汤温阳治本，再以新订麻黄附子细辛汤温阳解表兼顾，终以附子理中汤扶正固本善后，思路清晰，层次分明。此老治这类病症，多系这种思路。

4. 小半夏加茯苓汤

（1）王某，男，45岁，工人。喜食生冷，复爱饮茶，以致水湿阻于胸膈，上逆而咳。面色苍黄微肿，人困无神，咳嗽而吐涎痰，呕吐清水，头重、目眩，满口津液。舌苔白腻，脉弦细而濡。法当利湿降逆，止呕平咳，小半夏加茯苓汤加味治之：半夏15g，生姜31g，茯苓15g，干姜15g。

服药后小便增多，咳嗽减轻，不再呕吐清水但痰涎多，上方加味润肺化痰止咳：半夏15g，生姜31g，茯苓15g，干姜15g，紫菀6g，旋覆花6g。

尽剂后，诸症大减。唯感觉心下逆满，短气而咳，当温阳利湿，降逆止咳，苓桂术甘汤加味治之：茯苓15g，桂枝15g，白术18g，甘草15g，半夏15g，生姜31g。

服药1剂，咳嗽即愈。唯胃纳不佳，乃以四君汤加砂仁、白豆蔻治之：党参15g，茯苓15g，白术24g，炙甘草18g，砂仁9g，白豆蔻9g。

尽剂后，饮食日增而痊愈。

原按：新订小半夏加茯苓汤乃唐氏所拟，用治水湿为患，咳而兼呕吐者，收效极佳。其方为：半夏、生姜、茯苓、旋覆花、紫菀。

方解：水气上逆则呕，水停膈间则痞，上干头部则眩，凌于心胸则悸。半夏、生姜行水气而散逆气，能止呕吐，生姜兼以散寒；茯苓淡渗利窍，祛湿泻热而下通膀胱。《金匮要略》用治卒呕吐，心下痞，隔间有水，眩悸者也。新订加旋覆花、紫菀二味。前者下气行水，温通血脉，入肺大肠经，消痰；后者辛温润肺，苦温下气，消痰止渴，止咳逆上气。合之治水湿为患，咳而兼呕吐者，收效极佳。但旋覆花、紫菀不宜多用，多用则伤正气，体虚之人更宜慎用。

（2）百日咳：陈女，1岁。每日咳嗽不止，一咳连续一二十声，有时涕泪俱出，咳痰不易吐出，经检查为百日咳，服中西药无效，有增无已，半年来未有宁日。面色青黯唇白，舌质淡红，苔白腻。此乃初伤于水湿，继化痰涎，痰饮积聚而引起之百日咳。法当祛痰饮而降逆止咳，小半夏加茯苓汤加味治之：半夏9g，生姜9g, 茯苓9g, 甘草6g, 紫菀3g。连服2剂后, 咳嗽有所减轻, 患儿因水湿化痰饮为患, 以致阳虚, 必须温阳逐水化痰, 附子理中汤去参加茯苓治之: 制附子18g, 白术12g, 干姜15g, 炙甘草15g, 茯苓15g。又尽2剂, 咳嗽即告痊愈。但面色苍白, 唇口及舌质淡红, 苔白润, 饮食不佳, 用六君子汤加砂仁、白豆蔻健脾胃而祛痰, 巩固疗效: 党参15g, 茯苓9g, 白术12g, 炙甘草15g, 半夏9g, 陈皮6g, 砂仁6g, 白豆蔻6g。服2剂, 恢复健康。

(3) 葛某, 女, 半岁。患儿生下半个月即咳嗽兼喘, 经检查诊断为百日咳, 迄未治愈。面容㿠白, 额上显出青纹, 口唇青白, 有时呕吐清水, 或吐奶汁, 一咳连续一二十声, 咳不出痰, 有时感到喉中有痰, 随即咽下, 大便溏稀, 哭时声不洪亮。舌质淡红, 苔白腻。其母在妊娠期中, 喜吃生冷、瓜果、冰糕等。此系胎儿在母体内受损, 生下后现阳虚之象。婴儿吸食母乳, 母亲身体不健康, 奶汁不浓。以致婴儿因阳虚而伤水饮咳嗽, 法当温阳逐水以利咳, 小半夏加茯苓汤治之: 茯苓6g, 半夏6g, 生姜12g, 甘草12g。

尽剂后, 咳嗽微有减轻。由于其母有病, 故必须兼治其母, 俗云娘壮儿肥, 又可由乳汁过药。其母22岁, 所现症状为一身痛, 心累, 感觉疲倦, 嗜眠, 全身怕冷。舌苔微黄, 脉浮紧而细。此阳虚而寒中三阴, 法当温经散寒, 新订麻黄附子细辛汤治之, 婴儿亦同服此药: 麻黄9g, 制附子31g, 细辛3g, 桂枝15g, 生姜31g, 甘草31g。

连服2剂, 婴儿喘咳有所减轻, 但水湿仍重。其母服药后, 全身疼痛告愈, 仍感无神, 不思饮食, 此为阳虚之象。为之分别处方用药, 婴儿用苓桂术甘汤加半夏、生姜, 祛湿降逆而止咳: 茯苓6g, 桂枝6g, 白术6g, 甘草12g, 半夏6g, 生姜15g。

其母用附子理中汤扶阳: 制附子31g, 党参31g, 白术24g, 干姜31g, 炙甘草31g。

婴儿服药后, 咳喘大减, 但阳虚甚, 必须扶阳固本止咳。其母服药后, 精神渐佳, 饮食增多, 但仍疲乏嗜眠, 行走仍觉心累, 乃为阳不足之征。故母子皆须扶阳, 同服通脉四逆汤: 干姜62g, 炙甘草31g, 制附子31g, 葱白引。

服药2剂, 病症均减轻, 婴儿仅微咳, 母亲精神亦转好。仍用四逆加茯苓汤扶阳利水以平咳: 制附子31g, 干姜31g, 炙甘草31g, 茯苓24g。

母子共服2剂, 诸症悉愈。因母子身体皆虚, 故用六君子汤加桂补其虚, 巩固疗效: 党参31g, 茯苓24g, 白术24g, 炙甘草31g, 半夏18g, 陈皮15g, 肉桂9g。

评析：此案母婴同治，同时服药颇有新意，所谓娘衰儿弱，且婴儿吸食母乳，故须兼治其母，且可由乳汁过药于儿，实一举两得。

（4）慢性支气管炎：李某，男，5岁。初生不久即患支气管炎。1~4岁时，曾先后在北京某中医院住院治疗。因缠绵不愈，身体益弱，经常感冒发烧，咳嗽反复加重。1978年7月来诊：咳嗽已一年多，频频发作。痰清稀，睡时可闻痰鸣声。食纳不佳，面萎黄，体瘦。舌质偏淡，苔白滑腻。触双手，肌肤微冷，此为手足太阴两脏同病，水饮久留不去，上干于肺，致常年痰咳不止。法宜温化水饮，降逆止咳。以小半夏加茯苓汤加味：法半夏10g，生姜10g，茯苓12g，紫菀6g，款冬花3g，甘草3g。2剂。

二诊：咳嗽减，痰鸣消；但仍吐清稀痰，上方损益再服：法半夏10g，干姜6g，茯苓12g，甘草6g。

1979年5月追访，已治愈，去冬今春再未复发。

原按：经云："水在肺，吐涎沫""水在脾，少气身重"。此例病根，责于手足太阴皆为水湿所困，并互相连累，致使痰饮咳嗽更加胶着难愈。投以小半夏加茯苓汤，原方用以主治痰饮咳嗽。加甘草者以助脾气，并配干姜以温中；加紫菀、冬花者，更增消痰下气之效。

二、心房颤动

补坎益离丹

李某，男，60岁。心慌不安，面容苍白无神，声音细小，两脚水肿。特别怕冷，虽暑热炎天，两足亦冰凉。口苦，咽喉干燥，口中无津液，但不思饮水，脉浮数，西医诊断为"心房颤动"。脉搏1分钟达120次，动则气喘，舌质淡红，苔白滑。乃师法郑氏补坎益离丹：附子24g，肉桂24g，蛤粉15g，炙甘草12g，生姜5片治之，连服5剂，自觉咽喉干燥减轻，口中微有津液，无其他不良反应。其后附子用量逐渐增加至每剂200g，连续服20剂，精神好转，两脚水肿已消，不复畏寒，口中津液增多，已不觉口干口苦，脉搏稳定在1分钟95~100次。继服用原方加补肾药物如蛤蚧、砂仁、益智仁、补骨脂、仙茅、黄芪、人参等，又服20剂，脉搏每分钟85~90次，其他症状消失而告愈。

原按：此方重用附子以补真阳，肉桂以通心阳，真火旺，则君火自旺；又肾为水脏，真火上升，真水亦随之上升以交于心，水既上升，又必下降；复取蛤粉之咸以补肾阴，肾得补而阳有所附，自然合一矣。况又加生姜、甘草调中，最能交通上下，故曰中也者，调和上下之枢机也。此方药品虽少，而三气同调，心肾相交，水火互济，故治之而愈。郑氏说："余意心血不足与心阳不足，皆宜专在下求之，何也？水火互为其根，其实皆在坎也。真火旺则君火自旺，心阳不足自可愈；真气升则真水亦升，心血不足亦能疗。"由此可见，郑氏之重阳气实际是重少阴肾中之阳也。

评析：补坎益离丹乃郑钦安所拟，用治心肾阳虚诸症，尤以心阳不足为适应证。药物组成：附子24g，肉桂（桂心）24g，蛤粉15g，炙甘草12g，生姜5片。郑氏解曰："补坎益离者，补先天之火，以壮君火也。真火与君火本同一气，真火旺则君火始能旺，真火衰则君火亦即衰。"（《医法圆通·卷一》）

三、谵语

四逆汤加肉桂、童便

某患者，谵语，双眼直视，两膝以下冰冷，说神说鬼，六脉沉迟而细，辨为正气虚极，神不守舍，真阳欲从上脱。先以大剂桂枝去芍药加麻黄附子细辛汤治之，服药后病无进展，亦无不良反应。遂以大剂四逆汤加肉桂、童便施治，连服4剂而谵语减，食量增加。再以附子理中汤先后天并补之，并加肉桂以助命门之火，加琥珀以宁心定魄，连进4剂而诸症大减，唯两膝以下仍冰冷，乃就上方加龙骨、牡蛎、龟甲以迎阳归舍，并配猪心蒸朱砂作为食疗。又服数剂，基本痊愈，最后以附子理中汤加茯神巩固疗效。

评析：郑钦安论曰："谵语一证，有阴阳之别。""予曾经验多人，不问发热、汗出、谵语、口渴饮冷，但见无神，便以大剂回阳饮治之，百治百生。"强调以有神、无神作为分辨阴阳的关键，当系经验之谈。

四、臌胀

四逆汤加肉桂

（1）某患者，腹胀大如怀双胎，肚脐高出一寸，生殖器常缩入，病已3年，百药不效。近更畏寒，不思饮食，不能劳动，审其全属阴寒积滞，法当大力回阳。先治以四逆汤加肉桂，继用当归四逆汤加吴茱萸、干姜、附子，各服4剂。然后按《金匮要略》："气分，心下坚，大如盘，边如旋杯，水饮所作。"服用桂枝去芍药加麻辛附子汤4剂，最后用附子理中汤加味数剂而愈。

> 评析：郑钦安关于腹胀的辨治，颇重扶阳观点。他说："当今之际，谁非见肿治肿，见胀消胀者哉。予意此病治法，宜扶一元之真火，敛已散之阳光，俾一元气复，运化不乖，如术附汤、姜附汤、真武汤、桂苓术甘汤、附子理中汤、麻黄附子细辛汤、附子甘草汤之类。以上数方，各有妙用，肤胀、水胀、气胀、血胀、腹胀皆能奏功。"他并列举自己的两个案例证明："予尝治一男子，腹大如鼓，按之中空，精神困倦，少气懒言，半载有余。予知为元气散漫也，即以大剂吴茱萸四逆汤治之，1~2剂而胀臌顿失矣。又治一男子，腹大如鼓，按之中实，坚如石块，大小累累，服破气行血之药，已经数月，予知为阴积于中，无阳以化之也。即以附子理中汤加桂枝、砂仁、半夏、丁香，1~2剂而腹实顿消。"（《医法圆通·卷二》）
>
> 唐氏本案和下面案例，均系郑氏这种观点的体现。

（2）某患者，臌胀已甚，无法坐下，中西医治疗无效。有时肿胀稍消，二三天后更甚。唐氏审其水气为害，用大剂五皮饮加味以行水，病反加重。细审其胀按之坚实，辨为阳不化阴，饮食积滞而成，分别用四逆汤加肉桂以扶阳，大承气汤以推荡积滞，相间服用，各尽2剂而病减轻。复以大黄附子细辛汤温下之，附子理中汤温运之，俟其邪实而正不虚，乃用十枣汤峻下，服后大小便10余次，甚感疲乏，遂进以独参汤，天明起床，肿胀全消，顿觉轻快。但胃弱乏力，复以理中汤加味而收功。

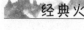

五、中风偏瘫

麻黄附子细辛汤/四逆汤

某患者，60多岁，因中风瘫痪卧床已2年多，百药无效。诊见恶寒特甚，两胯以下冰冷，两膝以下如泡水中，舌苔白厚腻，脉沉细。综合其全身症状，判为阳虚阴寒湿盛。先以四逆汤加桂枝、白术，连服10剂，已能扶杖站立，行走几步，唯觉一身重痛，乃用麻黄附子细辛汤加温经散寒祛湿之品，复用白通、四逆汤加童便，以通达周身之阳。各服数剂，已能在室内行走，大小便可自理。但仍一身畏寒，复以附子理中汤加肉桂，或加鹿茸粉，服至7~8剂，诸症大减，全身转暖，饮食增多，可行走数百步。乃就原方减小剂量调理。

　　评析：郑钦安论治中风一症，最能体现其扶阳理念，他认为："凡得此疾，必其人内本先虚，一切外邪始能由外入内，一切内邪始能由内出外，闭塞脏腑经络气机，皆能令人死，不得概谓皆由外致也。予常见猝倒昏迷，口眼㖞斜，或半身软弱，或周身抽掣。众人皆作中风治之，专主祛风化痰不效。予经手专主先天真阳衰损，在此下手，兼看何部病情独现，用药即在此攸分。要知人之所以奉生而不死者，恃此先天一点真气耳……治之但扶其真元，内外两邪皆能绝灭。是不治邪而实以治邪，未治风而实以祛风，握要之法也。若专主祛风化痰，每每酿成脱绝危候，何也？正虚而邪始生，舍其虚而逐其末，况一切祛风化痰之品，皆是耗散元气之物，未有不立增其病者。"唐氏本案正体现了郑钦安"治之但扶其真元，内外两邪皆能绝灭。是不治邪而实以治邪，未治风而实以祛风，握要之法也"的扶阳理念。此案可与范中林医案中的"少阴证偏枯"案互参。

六、石淋

五苓散/回阳饮

刘某，患石淋，唐氏用五苓散加肉桂，以化膀胱之气，连服2剂而小便稍通畅，胀痛未减。继以大剂回阳饮（四逆汤加人参）加肉桂、细辛、吴茱萸，附子用量50g，尽2剂后，症状稍有减轻。仍用原方加大剂量，附子增至100g，服后小便时疼痛更甚，嘱其多饮茶水，小便时用力，解出绿豆粒大小之结石1枚，疼痛减缓，尿来觉畅。继续服用上方，每次小便时，都有细小砂粒，直至尿清无渣滓，小便通畅而愈。

评析：此案虽无症状记录，由其用药推之，当系阳虚之证，故用大剂四逆辈守方不移，未用一味排石之药，尽显火神派风格，可与吴佩衡先生石淋案互参。

七、虚劳

四逆汤/白通汤

某患者，咳嗽吐血已5年，中西医治疗乏效。近日大吐血两次，每次一大碗，病势危重。综合分析，唐氏断为阳虚所致，以大剂四逆汤、白通汤治之，有虚热时加童便为引，水湿盛时加茯苓。服药10剂后，忽吐血加甚，其色乌黯，判为瘀血经热药蒸化而出，急用大剂炮姜甘草汤治之，2剂后血止咳减。复用四逆汤加肉桂以扶肾阳，并加生姜、茯苓、白术以健脾利水，连服16剂而诸症悉减。乃以封髓丹、潜阳丹轮服以纳气归肾，且缓生姜、附子之峻烈。病势进一步减轻，复以苓桂术甘汤善后，前后治疗约3个月，服药40余剂，病情缓解，能参加轻微劳动。

评析：关于虚劳病症的辨治，郑钦安颇有真知灼见，他说："虚劳之人，总缘亏损先天坎中一点真阳耳。真阳一衰，群阴蜂起，故现子午潮热，子午二时乃阴阳相交之时，阳不得下交于阴，则阳气浮而不藏，故潮热生；阴不得上交于阳，则阴气发腾，无阳以镇纳，则潮热亦生。医者不得此中至理，一见潮热便称阴虚，用一派滋阴养阴之品，每每酿成脱绝危候，良可悲也。自汗盗汗出，凡自汗、盗汗皆是阳虚之征。各书具称盗汗为阴虚者，是言其在夜分也。夜分乃阳气潜藏之时，然而夜分实阴盛之候，阴盛可以逼阳于外，阳浮外亡，血液随之，故汗出，曰盗汗。医者不知其为阳虚，不能镇纳阴气，阴气外越，血液亦出，阴盛隔阳于外，阳不得潜，亦汗出，此旨甚微，学者务须在互根处理。咳吐白痰，真阳一衰则阴邪上逆，逆则咳嗽作，白痰虽非血，实亦血也。由其火衰而化行失职，精气不得真火锻炼，而色未赤也。近来多称陈寒入肺，实是可笑。腹满不实，阴气闭塞，阳微不运故也。面黄肌瘦，真火衰则脾土无生机，土气发泄，欲外亡，故面黄。土衰则肌肉消，以脾主肌肉故也。腹时痛时止，阳衰则寒隔于中，阻其运行之机，邪正相拒，故时痛时止。大便溏泻，胃阳不足，脾湿太甚故也。困倦嗜卧，少气懒言，皆气弱之征。种种病情，不可枚举。唯有甘温固元一法，实治虚劳灵丹。昧者多作气血双补，有云大剂滋阴，有等专主清润，有等开郁行滞，不一而足，是皆杀人转瞬者也。"

"钦安指出大法，唯有甘温固元，是姜、附、草，不是参、芪、术，学者不可不知也。"

八、高热

白通汤加童尿

患儿张某，9 岁。高热 39℃以上，注射针药已 4 日，高热不退。哭闹不宁，似将转为抽风。请唐氏诊治：以手抚小儿头部、上身，热可烫手，但腿部以下渐凉，至脚冰冷。此为阴盛格阳，上下不通，虽发高热，却非凉药可治。白通汤能宣通上下之阳，但须加猪胆汁或童尿为引，处方如下：附子 30g，干姜 20g，葱白 30g，童尿为引。服后 1 剂减轻，2 剂痊愈。以后凡治此类高热，久治不愈者，即以此方轻重上斟酌治之而愈，其例不下十数。

评析：此案未见舌脉记述，仅凭上热下寒就判为阴盛格阳，似乎不够缜密。但"1 剂减轻，2 剂痊愈"的疗效证明了辨证的准确性。且"以后凡治此类高热，久治不愈者，即以此方轻重上斟酌治之而愈，其例不下十数。"说明经得起重复。《医经密旨》指出："治病必求其本。本者，下为本，内为本。故上热下寒，但温其寒而热自降；表寒里热，但清其热而寒自已，然须加以反佐之药"，可称是对唐案的诠释。

九、贲门癌

附子理中汤

刘某，饮食不下，喝水亦吐，经检查确诊为贲门癌。唐氏接诊断为噎膈，认为阳虚症状明显，命门火衰，议用附子理中汤加味，入硫黄 20～30g，服药 3 个月而愈，随访已 5 年未复发。

评析：唐氏常用硫黄一药，凡命门火衰，沉寒痼冷之疾，用之特效。一般不用生者，需制熟后用于汤剂或丸药，其制法与豆腐同煮2小时即可。

十、肺癌

附子理中汤

潘某，男，54岁。初病全身发抖发冷，冷后发热，曾到某医院治疗，先后服中西药治疗皆无效。咳嗽、喘促，病势严重，某医院透视检查，肺上有阴影（空洞），经1个月治疗，咳喘告愈出院。事隔3个月，右边乳房痛，反射至背脊骨酸痛，咳嗽吐痰，痰中带血，经CT、化验确诊为肺癌，患者不愿手术，请唐氏出诊。唐言："我治不好癌症，亦反对以毒攻毒治法，应针对现有症状，以减少患者痛苦为主，然后在此基础上扶正祛邪，延长生命。"

初诊：患者已卧床不起，每天叠被倚床而坐，不能下地，咳嗽气紧，吐白泡沫腥臭且带血丝涎痰，全身无力，面容灰黯，两眼无神，鼻、唇色青，声音细微，呼吸喘促，恶寒特甚，虽是夏天犹穿棉袄。有时又觉心内潮热，但不思饮水，喜热食，头项强痛。舌淡苔白腻，脉沉细。综观所有症状，全属阳虚，其肺癌因阳虚引起，中年以后。身体渐衰，寒凝气滞，水湿不行，以致出现上述诸种症状。对症治疗，宜先平喘止咳，以麻黄附子细辛汤加味治之：麻黄10g，附子80g，细辛5g，桂枝20g，干姜40g，甘草60g，高良姜20g，半夏30g。

附子先煎1小时，有麻黄、桂枝、细辛时皆忌吃油脂、蛋类食品。

二诊：服药2剂后，咳嗽、气促、疼痛有所减轻，考虑痰中带血，以炮姜易干姜，复就上方加重剂量治之：麻黄15g，附子100g，细辛8g，桂枝30g，高良姜50g，炮姜50g，甘草80g。

三诊：服上方3剂后，咳喘减轻，痰中已完全无血，对治病增加信心。考虑过去所服中西药过多，体内中有药毒，用单味甘草汤清解之，可作茶饮：甘草250g。

四诊：服上方后，大便溏而量多，有涎沫，矢气下行而舒畅，痰易咳出，精神转好，能起床坐一段时间，并在室内行走。自觉白天吐痰，从右边出来，痰稠浓，腥臭异常；晚上痰从左边出来，白泡沫状，不臭。舌质淡，苔白，脉沉细。以附子理中汤加味：附子100g，炮姜100g，白术50g，党参50g，甘草80g，鹿角片30g。

五诊：服药3剂，咳喘、疼痛均减轻，臭痰减少得多，饮食增多，精神转好，心里很舒适，能在附近街道走上二三百步；两足已暖（过去两足通夜冰凉），能安睡四五个小时。

六诊：根据服药情况，判断患者中、下焦阳虚影响肺脏，以致咳、喘，寒湿凝聚不散作痛，必须扶中、下焦之阳，乃就原方增加扶阳补肾药品，如肉苁蓉、巴戟天、补骨脂、韭菜子、菟丝子、砂仁、肉桂等，连续服药 50 余剂，诸症更有减轻；服药 80 余剂，已能上街行走。

七诊：为巩固疗效，用潜阳、封髓丹合方治之，以纳气归肾，使肾气不上冲而咳喘：附子 100g，酥龟甲 20g，黄柏 50g，砂仁 40g，甘草 30g。上方共服 10剂，停药。到医院复查，肺上阴影缩小，病情基本得到控制，嘱其注意调护，不要感受外邪。

原按：近年中医积极为治疗癌症贡献力量，已取得不少成绩，其辨证选方用药，多偏于养阴清热解毒，以毒攻毒，化瘀通络一途。笔者对本例肺癌，概以阳药施治，服药近百剂，时间长达半年。检查肺上阴影缩小，病情得以控制，咳嗽、喘促，不能行走，吐痰腥臭等症状得以消失（此案由唐氏弟子向天清先生整理、提供）。

十一、咯血

甘草炮姜汤

王某，男，42 岁。身体消瘦，面容萎黄无神，耳鸣，两足发热，虽冬季晚上，足部亦伸出被外，其他部分怕冷。咳时气紧，吐白泡沫涎痰，略带盐味，舌质淡红，苔白腻，脉沉弦。近来咳喘日益加重，不能平卧，突然咯血。从上述种种症状来看，此为肾阳虚寒之证。先以甘草干姜汤守中以复阳，止血而宁咳。炮姜 120g，炙甘草 120g。2 剂后，血止而咳亦减。肾为水脏，肾中真阳衰微不能化气行水，水邪上逆，冲肺而咳，以大剂真武汤治之。附子初为 50g，继增至120g，连服 8 剂，咳喘明显好转，痰亦减少，已能平卧，怕冷感亦减。为预防再次咯血，以炮姜易生姜，去白芍加肉桂以补肾中真阳，又服 10 剂，诸症消失而告愈。

评析：此证一派肾阳虚寒之象，出血属阴火无疑。唯"耳鸣，两足发热"容易惑人，其实是由阳气上浮、下脱引起，不可误为阴虚火旺。

唐氏善用甘草炮姜汤治疗各种血症，疗效颇佳，有很多验案，这是唐氏十分独特的经验。"无论其为吐血、衄血、牙血、二便血，先不分阴阳，都先止其血，用大剂甘草炮姜汤加血余炭，屡用屡效。然后审察病情，按法治之"。如属阳虚失摄引起，再用附子理中汤或四逆汤加补肾药善后。如治某痔瘘患者，血流不已，以大剂炮姜甘草汤加升麻、荷叶，1剂血止，5剂痔核上升而愈，以封髓丹善后。

考唐氏善用本方还有一层用意，即当病证疑为阳虚而捉摸不定时，可先用甘草炮姜汤试投，如无异常反应，则可放胆应用辛热重剂。观其辨治头面五官用附子理中汤时，常先投用甘草炮姜汤，明显含有此意。

十二、痹证

麻黄附子细辛汤加味

文某，风湿性关节炎已18年，医药罔效。双手腕、肘及双足踝关节僵硬强直，双膝关节肿痛加剧，其他关节亦经常疼痛，雨天加重。双手臂和小腿肌肉逐渐萎缩。唐氏嘱先以单味甘草250g煎汤顿服，以解过去服药过多所引起之药毒，并以姜、葱煎汤温洗手足关节。继服麻黄附子细辛汤加味，附子、川乌50g，连服5剂，双膝肿痛减轻，能下床扶桌站立。然后用大辛大热药味制成丸剂守中扶阳，内加微量马钱子，以通络止痛，舒缓筋挛。5天后大便拉泡沫风涎，症状又有减轻，能扶桌行走。继服附子理中汤合当归补血汤丸药5天，此后，两种丸药交替服用，症状更减。约4个月，即能下床行走，继续服药3个月后，恢复工作。

十三、小儿慢惊风

附子理中汤加味

某小儿，眼扯嘴歪，二三分钟扯一次，面容青白而黯，手足冰凉，鼻孔煽动。予附子理中丸，温开水化服，其后，延至五六分钟一次，十来分钟一次。再后，一小时抽掣2~3次，逐渐减轻，手足稍温。改以附子理中汤加砂仁、半夏、琥珀治之，连服8剂痊愈。此后用本方治愈慢惊风患儿数十人。

评析：郑钦安论小儿惊风："因内伤而致者，或饮食伤中，或大吐后，或大泻后，或久病后，可偶受外邪，发散太过，或偶停滞，消导克伐太过，积之既久，元气日微，虚极而生抽掣，诸书称慢脾风者是也。其人定见面白唇青，饮食减少，人困无神，口冷气微，或溏泻日三五次，或下半日微烧，微汗，抽掣时生，此是元气虚极，神无定主，支持失权，由内而出之候。只有扶元一法，如附子理中加砂仁、半夏，回阳饮加砂仁、半夏。昧者不知此理，一见抽掣，便称惊风。若妄以祛风之品施之，是速其亡也。"（《医法圆通·卷二》）唐氏本案即遵郑氏之理，用郑氏之方。

十四、月经先期

附子理中汤

患者，高中女生，1个月来月经两次，经来前一二日小腹胀痛，面白无神，看书自觉头目眩晕，舌淡，苔白滑，脉沉细。辨为阳气不足，失于统血，法当扶阳为主，拟以附子理中汤加味治之，因在校读书，熬药不便，改服丸剂，1个月而愈。

评析：郑钦安对妇科月经诸症的辨识颇具卓见，如月经先期一症，"诸书皆称虚中有热，为太过，为气之盈，多以四物汤加芩、连、阿胶之类治之，以为血中有热，热清而血不妄动，经自如常。予谓不尽属热，多有元气太虚，血稍存注，力不能载，故先期而下。其人定见面白无神，少气懒言，稍有劳动，心惕气喘，脉细而微，抑或浮空。此等法当温固元气为主，不得妄以芩连四物汤治之"。唐氏本案可为注脚。

十五、崩漏

甘草炮姜汤/附子理中汤

某女，月经时有提前或错后，干净二三天后又来，七八天或半月淋漓不断。其人面色苍白，神疲嗜睡，饮食不多，脉沉细。辨为阳气虚弱，不能统摄阴血所致。先以炮姜甘草汤加棕榈炭以止血；继以附子理中汤，连服4剂，经漏已止；最后以附子理中汤合当归补血汤善后，巩固疗效。此后，每次月经均在四五天即干净。

评析：此案判为阳虚失于摄血，自是常理。前后三步选方用药颇具示范意义，清代《女科经纶》有著名的治崩三法："初用止血，以塞其流；中用清热凉血，以澄其源；末用补血，以复其旧。"即以塞流、澄源、复旧三法，示后人以此症治疗圭臬，唐氏本案亦体现了这种原则。唯用"清热凉血，以澄其源"是指血热引起之崩漏而言，本案乃由阳虚所致，故澄源用附子理中汤以扶阳温中，这是不容混淆的。

十六、经行后腹痛

附子理中汤合当归补血汤

某女，经行之后腹痛，痛不可忍，必须注射双嘧达莫（潘生丁）以止痛。平素常感腹痛，经行之后加剧，其人精神萎靡，面容苍白，舌苔白腻，脉沉细。辨为阳气不足，经后血虚，法当扶阳生血以止痛，用附子理中汤合当归补血汤加小茴香、延胡索治之，1剂痛减，2剂痛止。以后遇此病症，即按此方施治，皆获满意疗效。

十七、白带

附子理中汤加味

某女，16岁。白带多而清冷，脉细弱，月经不正常。判为元阳衰弱所致，以附子理中汤加味而病减；复感寒邪直中三阴，腰背酸痛，咳嗽痰多，乃以麻黄附子细辛汤加味治之，最后仍服附子理中汤加肉桂、益智仁，2剂而痊愈。3年后，患者再次因白带过多而求治，然病情全变，判为湿热下注，以葛根芩连汤加味治之，4剂而愈。

评析：一人患同一病症而治各不同，充分体现了辨证论治精神，火神派绝非视万病皆阳虚也。

十八、口疮

甘草炮姜汤/附子理中汤

蒋某，口糜，满口生白疮，面色苍白无神，容易疲乏，特别怕冷，虽满口溃疡，却"纯阴毕露"，先用炮姜甘草汤加桔梗，连服 2 剂，无不良反应，继以附子理中汤 4 剂，最后用潜阳丹 4 剂而愈，虽食煎炒辛辣食物，亦未复发。"以后用此方治愈这类患者数十人"。

评析：对于郑钦安著作的阐释，唐氏并非随文衍义，完全附和，发现疏忽不确之处，敢于提出自己的见解。例如在《医法圆通·卷一》中，郑氏说道："口苦者，心胆有热也……口糜者，满口生白疮，系胃火旺也。"对此，唐氏提出不同见解，认为口苦属热之说，"不可拘执"，验之临床，确有口苦并不属热者。至于口糜，西医学称为"口腔溃疡"者，"亦非仅由于胃火所致"，尚有因虚火上浮而引起者，唐氏举出自己这个案例证明，并用此法"治愈这类患者数十人"，可见此种类型患者并不少见。郑氏一向强调辨认虚阳上浮之证，对头面五官各症，常存阴火概念，此处对口苦、口糜之症，竟直断为"心胆有热""胃火旺"，忽略了虚火上浮的可能性，也算百密一疏，被唐氏慧眼识出。

关于本案所用前后 3 方，为唐氏治疗虚阳上浮所致五官诸症如咽炎、喉炎等用药的常规套路。其中，首选炮姜甘草汤加桔梗，具有一定的试探意义，若"无不良反应"或"不加重"，即考虑用附子理中汤或潜阳丹进取。

十九、咽炎

炮姜甘草汤/四逆汤

陈某，咽喉干燥，其人面白无神，口中无津液，甚至口糜（即口腔溃疡），怕冷；不思茶水，舌质淡红，无苔，脉沉细，椒、姜、炒花生、炒瓜子都在禁食之列。由以上种种病情来看，此由肾中真阳不足，不能启真水上升而致；又少阴肾经循咽喉，挟舌本，故遵郑氏真水不上升之意，先以炮姜甘草汤试服之，无不良反应，随即以大剂四逆汤治之，3 味药剂量各 60g，连服 4 剂，咽喉干燥等症悉愈。虽吃煎炒辛辣食物，亦未复发。

二十、鼻窦炎

姜桂汤

林某，患鼻窦炎 5 年，鼻流清涕，常年不止。服姜桂汤：生姜 45g，桂枝

30g。2 剂即效，因其中下焦阳气亦见不足，继以附子理中汤加补肾药善后而竟全功。

评析：姜桂汤乃郑钦安所拟，"乃扶上阳之方也"。用治"鼻流清涕不止，喷嚏不休"，经年发作，判为心肺阳气不足者，唐氏正遵此义。

萧 琢 如

萧琢如，名伯章，湖南湘乡人，民国时期湖南省名医。1912 年迁往长沙，曾任翔仁医院院长。自幼随父学医，崇尚仲景学说，认为"仲尼为儒家圣者，仲景则医门之孔子也""仲景而后无完医"。擅用姜附、四逆辈，剂量超常，对危重之症提倡昼夜服尽二三剂，而非加大剂量于一剂中。凡用四逆辈，无论有无格阳假热之象，均提倡冷服，较为独特。著有《喉科要义》《医学危言》等，本节医案出自其《遯园医案》。

一、咳嗽

当归四逆汤

高士宗谓："连嗽不已，谓之顿呛。顿呛者，一气连呛二三十声，或十数声，呛则头倾胸曲，甚则手足痉挛。痰从口出，涕泣相随，皆由毛窍受寒，致胞血凝涩，其血不能淡渗于皮毛络脉之间，气不煦而血不濡则患顿呛。用药当以治血理肝为主。"蓄之于心，未曾经验。

一日有傅姓小儿，患症与高氏所论适合，他医用疏散药不应，脉之细涩，乃以当归四逆汤与之，1 剂知，3 剂已。

评析：此症顿呛，连嗽不已，连呛二三十声，临床时见。高士宗认为系毛窍受寒，气血失于煦濡所致，以当归四逆汤治之卓效，别具一格。

二、胸痹

1. 乌头赤石脂丸

余之从兄念农，其室朱某，时年 30 岁。云患气痛已数年，医治益剧，时值冬月，怯风异于常人。询知胸及背胁牵痛，头重不举，手足酸软不温，面色黧黯，舌苔湿滑而厚，时时欲呕，脉沉迟而弦紧。予瓜蒌薤白半夏汤不应，进人参汤亦不应。乃用乌头赤石脂丸并入蜜作汤冷服，痛稍减，即嘱其相机递加分量，连服不断，以疾愈为度。后两月乌头、附子已增至每剂 2 两，服药时毫无痛苦；

但停药三四日或五六日，疾又作，根未拔，故再请方。余为改用生乌头 2 个，计重 2 两，入前汤内，以清水 7 大碗，煎至 4 大碗，候冷，分七次或八次，渐次增加进服。奈朱某贪求速效，又因曾服附子近 20 斤，有益无害，心信坚，胆亦壮，遂取进三分之一，约至二句钟，不见变异，续进三分之一。忽面如火烘，手足顽痹，口中麻，知药力发作，强忍之不令人知，拥被而卧。约一句钟，身渐渐汗出。次日促诊，告以昨晚各情，并述今早诸病如失，后当不复作矣，请疏善后方。为疏理中汤加附子，并令以温补美膳调养而痊。

原按：念兄以症奇方奇，询余曰："阅历多矣，从未见此等方并大剂者，岂他医皆不知耶，抑知之而不敢用耶？"余曰："唐宋以来医家，多以模棱两可之方试病，又创古方不可今用之说，故《黄帝内经》之理，仲景之方，几成绝学，间有一二卓荦者，倡而无和，道阻不行，亦如孔孟身当周末，终于穷老以死也。"

医者治病，必先炼识，一识真病，一识真方。仲师之方即真方也，识既真则胆自壮，一遇大病，特患病家不坚信耳，信苟坚，除不治证外，未有不愈者。"

评析：《金匮要略》："心痛彻背，背痛彻心，乌头赤石脂丸主之。"本案胸背彻痛，予瓜蒌薤白半夏汤、人参汤皆不应。乃投乌头赤石脂丸：蜀椒一两，乌头一分（炮），附子半两（炮），干姜一两，赤石脂一两。"相机递加分量，连服不断"，直至"乌头、附子已增至每剂 2 两"，确实剂量超常。病人因服药有效，"心信坚，胆亦壮"，增加药量，每次服药由一剂的七八分之一增加到三分之一，虽有"面如火烘，手足顽痹"诸般反应，认定系药力发作，从容应对，终于获愈。

"原按"中萧氏一段议论颇显见识："医者治病，必先炼识，一识真病，一识真方。"说得深刻。

2. 归脾丸

某男，年近 50 岁，患心气痛，杂治不瘥，已逾年矣。每有劳动，或用心稍过即痛甚。诊之，诸脉如常，唯左寸略微细，舌苔淡白，面㿠白而神不敛。即疏六君加当归、芍药、薤白，服 4 剂，不应。改用归脾加建菖，1 剂知，2 剂疾如失。继思上二方无大差别，而效不效若此，医药之微妙，诚未可掉以轻心也。

评析："医之学也，方焉耳"（日本吉益东洞语），方剂是治病的根本，临床对阵的武器，想治病必须精通方剂。"对中医来说，方是极其重要的。无论是伤寒派还是温病派……是讲脏腑辨证还是讲六经辨证，到最后交给病人的都是方。所以方是中医的内核，是根本"（黄煌语）。此言甚合吾意，为医者一定要熟练掌握方剂的适应证，尤其是类方的鉴别应用，这方面前贤赵守真做得很好，本书其医案可供学习。

本案萧氏先疏六君子汤不应，改用归脾汤1剂知，2剂已。他觉得"二方无大差别"，却有效与不效之别，何故？细考还是有些微差别的，患者"劳动或用心稍过即痛甚""面㿠白而神不敛"，以及舌脉均提示不仅脾胃虚弱，还涉及心脏。六君子汤专注于脾胃，与心无涉，故治之无功；归脾汤则心脾兼顾，故而收效。"医药（方剂）之微妙，诚未可掉以轻心也"。

三、泄泻

1. 温脾汤

袁君，宁乡人，性谨愿，生平笃于自信，尝以体素羸弱，非补品不敢沾唇。仲秋时节，陡患泄泻，日数十行，继以红白，腹胀痛不可忍。适余偶过访，即挽之主方。脉之弦紧，舌苔白而湿滑。即疏胃苓汤加味，嘱其连服两剂，如疾不减，当另易方，势虽剧，幸勿乱。袁君疑药之克伐，仅煎进一杯，即谋另医，乃延谷某治之，用大剂滋补品，3日势转危急，粒米不入，体亦疲困，卧床不起，谷辞不治，云已无脉。

举家惊慌绝望，为具后事，病者亦自分死矣，遂不服药。又3日，疾如故，同事皆云病虽十分危急，不可坐视，其侄请往视之。余曰：令叔之恙，前此开方时，已剀切言之，若听余言，必不至此。今羸弱之躯，药误几遍，阅时又久，恐无及矣。其侄曰："奉叔母命而来，不论如何，当请枉顾。"诊之，脉仍露弦紧状，舌苔湿暗，自言腹中胀痛，并述前药屡误。余一一佯诺，就榻前立方示之。退就他室谓其侄曰："脉有生气，前医谓无脉者，当系误用补药而伏也。但疾诚可治，奈令叔本不知医而性颇执，榻前之方，乃一时权宜，不欲逆病者意耳。人心为君主之官，心之所至，药气每随之而行，一逆其意，药虽对症，必缘思想而弊端丛生。此事主权全在君身，余另有真方授服，但不可令病者知耳。"

即疏温脾汤以祛积寒，三服，痛胀顿减，稍进糜粥。嗣后或用胃苓合左金加党参，或用补中益气合左金，渐次向愈，已能于室内自由行动矣。计自病剧以至痊愈，又历半月之久，举家感激，至登报鸣谢。

2. 补中益气汤

（1）机械工某之父，年近六旬，初患外感夹积，医以发散消食之品与之，寻愈矣。已而腹胀痛，泄泻不止。更数医，率用破气消耗进，疾益剧。肌冷汗出，呼吸急促，不能接续，时时登厕而无便，饮食不入已数日矣，自分不起。

其子踵门求诊，脉之浮大而虚，舌苔灰暗湿滑，检方盈寸，殊堪喷饭*。曰："此虚寒而中气下陷，再投前方，命其休矣！"即授补中益气汤加乌附、干姜大剂，嘱其不避晨夜，陆续进服，4剂而瘳。

评析：方用补中益气汤加乌附，体现"治之但扶其真元"之旨。

（2）浏阳李某之母，年六十，先因感冒风寒，杂治不愈，已而大便泄泻，日十余行，腹胀痛。医者不察，概以行气消胀之品图治，益剧。

延余过诊，脉之微缓，舌苔白，口中和，饮食不美，困顿不能行。其子甚忧其不起。余曰："此中气下陷，可保无虞。"为疏补中益气汤，方中当归用土炒，外加补骨脂、益智仁，3剂而瘥。

评析：本案用补中益气汤治中气下陷之本，加补骨脂、益智仁治泄泻之标。

四、痢疾

大承气汤

胡某求诊，谈及其妻近三四年来，每至霜降节必发生痢疾，甚以为苦，不知所以。刻下时值七月，届时当请屈驾诊治，铲除病根。

至霜降时，胡某延诊，审视腹痛里急，赤白杂下，日夜二十余行，舌色鲜红，苔白而薄，身微恶寒，脉浮紧。自云先日食面受凉，遂尔疾作已两日矣，尚未服药。即与平胃散加羌活、防风、神曲、麦芽等味，以剪除新邪。2剂，外感已。继用大承气汤2剂，服后腹痛甚，下黑污臭粪极多，症减七八。恐其久蓄之积，根株未尽，复进大柴胡2剂，各恙皆平，乃以柴芍六君调理而愈。次年霜降时，疾不复作。

---

* 喷饭：令人忍耐不住而发笑。

原按：仲景尝云下痢已瘥，至其年月日时复发者，以邪未尽故也，不诚然哉！

评析：吴佩衡先生治痢颇有经验：总原则："有表先解表，无表当头下，调气兼行血，痢止再议补。""如无外感表邪，仅下痢红白，腹痛里急后重，滞下不通者，仲景用大承气汤，陈修园用芍药汤，吴又可主用槟芍顺气汤，各方均疗效显著，余本此法施治，亦屡奏奇效。此种治法，系根据'痢证当头下'之理论，再针对湿热痢毒之甚与不甚而选用以上各方。盖下痢红白，腹痛、里急后重、滞下不通而无表证者，入手便下，无有下通其痢不止之证。"

曾见吴师对一痢疾患者，开出芍药汤加酒军的处方，这是寒凉之剂。他对学生说："我并不是只会用附子，而是因为治疗各种疾病中，遇到虚寒重证，以附子为主治愈的多。阴寒、虚弱重证，非用附子不可。要是遇到热证，我同样用寒凉药。"（《吴附子——吴佩衡》）

本案痢疾即体现了上述原则。因身恶寒，脉浮紧，先日食面受凉，系食滞夹表，故先予平胃散加祛风消食等味，剪除新邪；继用大承气汤攻之，获得显效。恐久积根株未尽，复进大柴胡两剂，以清余邪，以柴芍六君善后调理，用药次第皆显章法。

五、便秘

四逆汤

（1）从叔多昌，40余岁时，初患大便不利，医者以滋润药服之。久之小便亦不利，肚腹饱胀渐上，胸膈亦痞满不舒，饮食不入，时时欲呕，前后服药已数月，疾益剧。后有一医谓当重用硝、黄大下，连进3剂，大小便益闭塞不通，身体益困疲不支。见其面色惨晦，骨瘦，起居甚艰，舌苔厚而灰白，切脉沉迟而紧。

余曰："此症药与病反，诸医无一知者，病虽危险，尚有方救。但恐老叔不能坚信，摇于旁议，中道变更，反使余代他人受过，则不敢举方，以于事无补也。"多叔曰："吾自分死矣，他医之方，试之殆遍，今尔为吾立方，不论何药，死亦甘休。"遂疏方：乌附45g，北姜45g，老生姜30g，粉甘草45g。嘱其煎成冷服，每日当尽3剂，少必2剂，切勿疑畏自误。嘱用大罐多汲清水，一次煎好，候冷分3次进服。究以疑畏不敢频进,至夜仅服完1剂,次早呕稍止,膈略舒,可进糜粥。是日服药始敢频进,尽2剂。其明日呕已止,胸膈顿宽,索糜粥,食如常人。余因语之曰:"今日当不复疑余药矣。"又于原方外加半硫丸2两,每日清晨用淡姜汤送下3钱,分3日服完。第4日,天未明而腹中作响,似欲更衣,扶如厕,小便先至,大便随出,先硬后溏,稠黏不断,顷刻约半桶,病如失矣。为疏通脉四逆加人参汤善后。

原按:多叔问余:"此症缘何致之,前此许多医药,何以日剧?贤侄方何以如此神效?"余曰:"此理深奥,即粗知医者亦难悟此。"人身肠胃,犹人家之阴沟,胸膈犹堂室然,疾系内脏阳气式微,犹之天寒地冻也。试观冬月,阴沟冰结,水道不通,求通之法,必候赤日当空,自然冰释,此理妇孺咸知,医者反茫然不觉。初以润药,是益之霜露,则阴沟冰结愈固,无怪二便不通,肚腹满胀也;继进硝、黄,是重以霰雪,阴沟即不通,层累而上,势必漫延堂室,是即阴霾上逼,由肚腹而累及胸膈,遂至咽喉亦形闭塞,时而作呕也。今余以辛温大剂频服,使重阴中复现阳光,坚冰立消,获效所以神速。

评析:此案大便不利,当属大便涩滞不畅之证,古人多称"便结"。本案一误于滋润,再误于蛮攻,乃至病势已危,萧氏认定阴结而致厥逆,处以大剂通脉四逆汤,未加一味通便套药,且日进3剂,胆识非同常医。

萧氏为患者讲解病因机制时十分精妙,用比喻方式将阴结的形成说得通俗易懂,误治、正治的道理讲得浅显明了,堪称绝妙的科普宣传,即在今日,其理其文均值得玩味。

(2)某女,年近40岁。先患大便不利,医者予玉竹、麻仁、牛膝等药,驯至小便艰涩,久之月事亦不通,身微热,已延五月。腹满胀,胸膈时痞时宽,饮食减少,困倦嗜卧,更换数医,均用滋润破气及行血之品。诊脉沉迟而涩,舌苔湿滑而暗。余思疾本阴寒,今因误药,由气分而累及血分,气血交并,药当气血并治,才能有济;继思气为血帅,气行则血行,毋庸多惹葛藤;倘气治而血不和,转方调血,正自容易,遂决定单从气分斩关夺隘。疏方用大剂通脉四逆汤冷服,嘱每日必服2剂;并用半硫丸2两,分作7日,每早食前淡姜汤送下,许以服完即愈。嗣后不十日,药完而疾愈,即授通脉四逆汤加人参,令其守服10余剂,平复如常。

评析：此案与上案相似，均系阴证便结，误用滋润，导致小便也艰涩，全身阳气大衰，虽有"月事亦不通"之血分见证，但遵"气为血帅，气行则血行"之理，"决定单从气分斩关夺隘，毋庸多惹葛藤"，疏方用大剂通脉四逆汤投治，单刀直入，不夹血分之药，每日必服2剂，"服完即愈"，再次证明了"治之但扶其真元"的观点。

六、腹痛

1. 温脾汤

书店徒某，因冒风远行患寒疾，医治少瘥，一日变脐腹绞痛，呼号震屋瓦，手摩米熨，不为少减。冷汗不止，手足痹软，大小便俱不通畅。舌苔厚白而暗，脉之沉紧，即呼主人告之曰："此寒积也，非寻常药饵所能治，今虽有妙方，恐不见信，若令他医见之，必妄加罪名，奈何？"主人曰："但求先生主一方，无论何药，即当照服，亦断不令他医阅也。"

余曰："吾非如走江湖一流人，无端夸大其辞以骇病家，且或借以希图重谢，不过以药方为世俗所罕见，庸陋医士必诧为杂乱无章，病家不察，疑信参半，必不敢如法守服，或减轻分量，仅与少许则药不敌病，自然无效。届时群疑众谤，因之蜂起，肺腑非能言之物，谁与辩白？今主人既表示决心，可命纸笔立方。"即疏温脾汤与之，令其连服2剂。阅2日，病者踵门谢道，并求善后方，与理中加附子而愈。

评析：本案脐腹绞痛，呼号震瓦，大小便俱不通畅，是为寒积所致，温脾汤乃的对之方，本方亦是附子大黄同用。

2. 理中汤合小承气汤

长沙刘君之少君，年甫5岁，平日喜食糖点，久而成积，初不之觉，已而间作腹痛，所下之粪，杂有白脓，犹谓偶然小恙，未曾医治。继乃渐剧，日常数次。

诊之，脉弦缓，舌苔淡白。因其赋禀薄弱，不敢径施下剂，乃变通用理中汤加大黄服之，不应，遂以理中合小承气2剂，下黑粪甚多而愈。

评析：郑钦安谈到阴阳两纲时提到实证，如饮食、气滞、血瘀、痰湿等"各部肿与痛而不喜手按者，或发热，或不发热，恶寒喜热，舌黄，便赤，脉息有神，乃为气血壅滞，皆有余之候，宜活血、行气、清凉之品"，当按实证处理，不可一例扶阳，否则犯"实者实之"之戒。提示我辈要有意识地加强对实证的研究。

前贤曾谓："善用将军药（大黄），为医家第一能事。"（《经历杂论》）令我十分在意大黄的应用，既会用附子，又会用大黄，方是医林高手。

七、反胃

大黄甘草汤

洋货店曾某，患伤寒1个月未愈，后变呕吐，食入顷刻倾吐无余。诸医技穷而却走。延诊时，见其满面红光，舌色红而有刺，脉洪数，大便硬，与大黄甘草汤而瘥。

反胃症之可畏，人皆知之。试询其所用之方，动辄汇集滋润之品，以多为贵，及至屡服不应，徒太息于疾不可为，而不知其操术之不工。一医然，众医皆然，故一患反胃，鲜有愈者。

评析：《金匮要略》："食已即吐者，大黄甘草汤主之。""胃反呕吐者，大半夏汤（半夏、人参、白蜜）主之。"后方治朝食暮吐，暮食朝吐。二者似有虚实之异。

郑钦安不仅擅用姜、附等热药，而且也擅用硝黄等凉药，称"附子、大黄为阴阳二证两大柱角"，有人说火神派只讲阴证，不讲阳证，未免强加于人。

八、厥脱

通脉四逆汤

某女，年30许。娩后10余日，恶露已尽，偶因感冒夹食，腹及胁痛。医者疑瘀血为患，以破血、降气药与之不效。继更数医，率用桃仁、红花、三棱、莪术等品，愈治愈剧。一日医用桃仁承气汤煎好，进服一杯，随即昏愦妄语。

余诊之，脉如蛛丝不绝，气息奄奄，手足如冰，汗出，面上黑气满布，口唇惨白，舌苔黑滑，即用大剂通脉四逆冷服，一帖苏醒，厥回汗止，改用大剂附子理中汤3剂，霍然而已。

> 评析：产后体弱，虽有实邪，不宜强攻，此症即伤于误攻，而成四逆阳脱之证。此老凡用四逆辈，无论有无格阳之热象，俱主冷服，各案均此服法。

九、痹证

麻黄附子细辛汤

嘉禾李君，夏历六月忽患左足疼痛，卧床不可转侧，呻吟之声达于户外。诊之脉沉紧，舌苔白，口中和。曰：此风寒直中少阴，法当用仲景麻黄附子细辛汤。

旁有人咋舌言曰："天气暑热若此，麻黄与细辛同用，得毋大汗不止乎？"余曰："此方并不发汗，非阅历有得者不能知，毋庸疑阻。"即疏与之，三药各一钱，共仅三钱，煎水两杯，分二次服，一服知，二服即步履如常而愈。经方之神效，洵有令人不可思议者。

> 评析：本例足痛，"卧床不可转侧，呻吟之声达于户外"，可知疼痛何等剧烈。方用麻黄附子细辛汤，"三药各一钱，共仅三钱"，竟然"一服知，二服即步履如常"，难怪萧氏感叹："经方之神效，洵有令人不可思议者。"看起来，方证对应，不一定非用大剂量。

十、阴疽

四逆汤/阳和汤

从兄念农之长子莘耕，素羸弱，年10岁时，项背患疽。外科用药内服外敷，溃久脓尽，流清汁。更以凉药服之，身冷汗出，困顿不支。脉微弱，不可按指，为疏四逆加人参汤，大剂冷服。3日，诸症悉平，疮口清汁转脓，改用阳和汤加附子而瘳。

评析：本案阴疽，外科显然按阳证施治，凉药致患者"身冷汗出，困顿不支"，已近阳脱，故先予四逆加人参汤回阳救逆，然后选阴疽正方阳和汤加附子，此中有轻重缓急之分。

十一、寒疝

通脉四逆汤/乌头桂枝汤

余某之妻，年近40岁，得阴寒大症已1年矣。初起尚微，不甚介意，迨后每发益剧，踵门求诊：左边少腹内有包块，常结不散，痛时则包块膨胀如拳，手足痹软，遍身冷汗，不省人事，或二三日一发，或五六日一发，医药讫无寸效。脉之沉紧，舌苔白厚而湿滑，面色暗晦。即与通脉四逆汤，乌附用8钱，连进3剂，痛止。令其守方多服，免致再发。

嗣因停药又发，另延他医治之，逾二旬，痛如故，仍来求诊。余曰："症本不易治，岂可付之毫无学识之辈，而以搔不着痒之药图治？"阅方果皆庸俗不经之方，复以通脉四逆加吴茱萸，乌附每剂1两，续加至2两，服10余剂，痛已不作，而内块未散，因念《金匮要略》："寒疝腹中痛，逆冷，手足不仁，若身疼痛，灸刺诸药不能治，抵当乌头桂枝汤主之。"唯乌头不可得，即用生附子1两，照方煎服。至4帖，脉紧稍减，内块渐小，食量增，精神益振。

但药方为俗所未见，莫不惊骇，群疑众谤，时闻耳鼓。幸病者性颇慧，谓药已与症对，当多服图效，不肯更易，并求增加附子至2两，余允之。又服数剂，内块递减。嗣复陆续增加附子至4两，已服2剂，其丈夫虑其病久将死，谋划归乡，因求另外开方。余曰："方不必改，唯途中仍不宜缺药，当预购以备服，即携药4帖而行。"计旅行3日，服尽3剂。至第4日抵家，体气日健，喜出望外，即取余药一帖，浓煎大碗，一饮而尽。顷之面热如醉，手足拘挛，舌尖麻，已而呕吐汗出，即平复如初，曰："吾病其瘳矣！"萧先生先见之明，果然不爽，自后毋庸服药，竟不药而诸症如失。

原按：尝谓大病必须大药，非特医生必有确定之见，又必病家信用之坚，两者相须为用，方能奏回天手段。

评析：此症当属寒疝，由于"乌头不可得，即用生附子1两"代替。服药后因"内块渐小"，虽然"药方为俗所未见，莫不惊骇，群疑众谤"，幸亏"病者性颇慧，谓药已与症对，当多服图效"，并主动要求"增加附子至2两"。服药后，"顷之面热如醉，手足拘挛，舌尖麻，已而呕吐汗出"，反应十分激烈，然而疾病却"平复如初"。如此"医生必有确定之见，又必病家信用之坚，两者相须为用，方能奏回天手段"。说明医患之间只有互相信任、共同配合，才能取得疗效。

火神派擅用大剂姜、附热药，"药方为俗所未见，莫不惊骇，群疑众谤"，唯有用疗效说话，才是最好证明。

十二、痛经

温脾汤

福建闽侯陈君洁如之内政，每月事将行时，必腹中痛，大便下白脓。诊之，脉弦迟。曰："此内有积寒，当以温药下之，疏方用温脾汤。"后陈君云："时期已过即愈，前方尚未进服。"余心知其疑畏也，笑而额之。

嗣于数月后又延诊，云旧病曾请某医举方，屡治未效。余曰："方犹前也，毋庸疑阻。"嘱以1剂不应，必连2剂或3剂。不料其内政仍心怀疑畏，每日只进一杯。越二日，又延诊。余曰："药虽对症，日服一杯，药不敌病，乌能有效？自后务必连服数杯，药乃接续有力，以大便下尽黑粪或白脓为度。"始照法服之，下黑粪甚多而愈。以后月事如常，旧恙不复作矣。

评析：痛经而见腹痛很正常，但是大便下白脓则不正常，萧氏断为内有积寒，当以温药下之，果然"下黑粪甚多而愈"。

十三、胎胀

附子汤

何姓妇，娠已七月，发热腹痛，脐以下如泼冷水，舌苔白滑，脉弦。他医概以四物汤加味，久之不愈。余曰："此乃附子汤症，何不照服？"一医谓附子为孕妇禁药，谁敢用之？余曰《金匮要略》："怀妊六七月，脉弦发热，其胎如胀，腹痛恶寒，少腹如扇，所以然者，子脏开故也。以附子汤温其脏。"岂仲师而不知禁忌者？遂疏附子汤与之，一服而愈。

原按：世医固守胎妊禁忌，往往遇病而不敢用药，遂至孕妇之疾迁延不愈，卒至母子俱伤，皆由食古不化之过也。《黄帝内经》："黄帝问曰：妇人重身，毒之何如？岐伯曰：有故无陨，亦无陨也。"旨哉言乎！

治妊妇不宜拘守禁忌，亦不可毫无顾忌，总以适可而止，斯为妙手。《黄帝内经》曰："大积大聚，其可犯也，衰其大半而止。"示医者以斟酌审慎，何等周到。

尝记曾治一孕妇，胎结已三月，呕恶不止，米饮不能入口已数日矣。腹中饥，大汗，脉两寸浮，两尺如无，气息奄奄，势甚危急，医皆束手。余以六君加旋覆花代赭石与之，同道皆咋舌，不敢赞辞。乃告其夫曰："舍此万无治法。"即令从速备药，徐徐灌之，始得吐少咽多，药完一帖，约咽下十之七八；再一帖，即不呕吐矣。遂令止药，待观后效。阅二日又呕，又进药两帖而止。如此者先后三次，平复如初。

夫有其病而不敢用其药，是谓无识；病已止而过剂，是谓叛道，二者皆不足以言医。

十四、蓐劳

金匮肾气丸

周姓妇，年三十许。产后已逾两月，忽心中烦热，气短，不能安枕，欲小便不得，腹胀满，杂治半月，益剧。幸饮食如常，脉之弦缓。一医欲与五苓散，余曰："当用肾气丸。"《金匮要略》曰："妇人烦热不得卧，反倚息，此名转胞，不得溺也，肾气丸主之。"主人正检前方中有五苓散。即疏肾气丸与之，一服知，二服愈。

评析：萧氏熟记经文，方证对应，诚为高手。

十五、慢惊风

附子理中汤

刘孩，五六岁，先患泄泻，请曾医士诊之，继而转为慢惊风。观其下利清谷，口不渴，身热微汗，舌苔灰白厚滑，目上视，气喘，手足躁扰而厥，切脉沉弦而劲，余难之，谢不出方。病家恳请再四，乃主附子理中汤加吴茱萸大剂冷服，嘱其不避晨夜进服，勉希万一。次日其母舅以既进温补大剂，即取关东鹿茸入药并服。明日疾即大瘳。其父云："尝见医士治风，必用勾藤、蝉蜕、僵蚕等味，兹独屏绝不取；数岁小儿以温补大剂投之，将来必患别症。"曾医闻而愤甚，踵门以告。余曰："恩将仇报，古今同慨，非独医也。"相与大笑而罢。

> 评析：患儿父亲只知其一，不知其二，所言"治风，必用勾藤、蝉蜕、僵蚕等味"，皆治标之药；萧氏认定三阴不足，主以附子理中汤加吴茱萸大剂，从温阳治本着眼，自是高超。

十六、前阴热肿

金匮肾气丸

（1）窑工某之妻，年四十余，正月经将断未断之候，患前阴热肿痛痒，赤白淋漓不止，极难忍耐，已逾一年，医治毫无一效。诊其脉沉微，舌色暗淡，微露湿白苔，口中干而不渴，头时眩晕，行动时两脚软弱，不能任身。审系肾家虚风所致。《黄帝内经》云："肾开窍于二阴。"虚则内风煽扰，发生似热非热之症，故屡服清热祛风利湿之药，疾必益剧。乃以八味丸作汤，加蒺藜、牛角腮，进服二帖，症愈大半，五帖痊愈。

> 评析：此症前阴热肿，赤白淋漓不止，前医恐按湿热下注议论议治，"毫无一效"。从舌脉、两脚软弱等脉证已足证乃是肾家阳虚，故用肾气丸五帖痊愈。
>
> 萧氏论曰："外科必识阴阳，方能为人治病。否则药与证反，或杂乱无纪律，势必轻者变重，重者即死，害与内科同等，不可不慎。"
>
> 下面举萧氏另一前阴热肿案例，乃湿热下注所致，与上案做阴阳对比。机械工某之妻，患前阴热肿痛痒，最不能堪，医治逾月毫无寸效。其夫踵门乞为一诊。脉沉弦而滑数，舌色鲜红而苔白，口苦咽干，不喜饮，溲数而短热，知系厥阴风湿，久而化热生虫所致。即以龙胆泻肝汤加黄柏、知母，服五六剂，并外用杀虫、清热祛湿之药敷洗而愈。

（2）周某之妻，年20余岁，患后阴热痛而肿，继连前阴亦然，小溲短热，行动维艰。其夫请方，余疑其为淫毒也，却之。他医以发散及寒凉清利进，益剧，驯至咽喉亦肿痛，水谷难入，复再三恳求。诊之，脉沉微，舌苔白而滑。曰：经言"肾开窍于二阴"，肾阳不潜，浮游之火蔓延上下，故见此症。以济生肾气丸与之，1剂咽痛止，2剂肿痛减半，3剂顿愈。

评析：此症前后阴热肿，小溲短热，亦象湿热下注使然。但是脉象沉微，舌苔白滑，兼之咽亦肿痛，因断为"肾阳不潜，浮游之火蔓延上下"，亦即虚阳上浮下泄，处以济生肾气丸，3剂顿愈，确有"真识"者也。

十七、水肿

济生肾气丸

周某，年约30岁，患水肿已半年，医药遍试，日剧。延诊时，头面、四肢、腰腹、胸背皆肿如瓜形，僵卧床席，不能转侧，皮肤胀痛异常，即被褥亦不能胜受。气喘，小便不利，脉沉而微。

诊毕就室，呼主人曰："古人言水肿死证，见一即危，如缺盆平、掌无纹、脐突、足底平皆是，今皆兼之，况皮肤痛不可支，有立刻破裂之势，须防外溃，喘满又恐内脱，虽有妙方必无幸矣。"即辞不举方。

主人及病者皆曰："疾不可疗，命也，但愿得尊方入口，死亦甘休。"余闻而怜之，即疏济生肾气丸而去。越数日，来告曰：药完2剂，小溲如泉，肿消大半矣。可否再服？嘱其更进2剂，病如失。嗣以六君、八味丸汤并进而痊。甚矣，病机之难以常理测也。

评析：本案水肿危象毕现，"古人言水肿死证，见一即危"，今皆兼之，难怪萧氏辞不举方。然以济生肾气丸投药4剂，其病如失，竟收捷效，"病机之难以常理测也"。这方面前贤早有榜样，"先生之临险证也，明知其难治，犹必殚精竭虑，为之立方而后安。曰："毋有方而不用，宁不效而受谤。"又曰："必求其生而不可得，则死者与我皆无遗憾也。"（《经方实验录》）范文甫说："勿以病小而玩忽，毋因病重而退缩，务求吾心之所安，于理不错，自然于人有济。"

赵守真

赵守真，湖南省已故名医，曾在零陵开业，1959 年调湖南省中医研究所，著有《治验回忆录》。

赵氏伤寒功底深厚，用药多系经方，精纯不杂，尤擅用附子、干姜类热药，以四逆辈、理中汤应用尤为娴熟，所选医案皆出自《治验回忆录》，赵氏投用附子一般是常规剂量，但遇急危重症时，则一日连进二三剂，合 60g 左右，亦称重剂矣。

一、感冒

桂枝新加汤/附子汤

朱君，中学教员。体羸弱，素有遗精病，又不自爱惜，喜酒多嗜好，复多斫丧。平日恶寒特甚，稍劳即喘促气上，其阳气虚微肾元亏损明甚。冬季赴宴邻村，醉酒饱食，深夜始归，不免风寒侵袭。次日感觉不适，不恶寒，微热汗出，身胀，头隐痛。自服葱豉生姜汤，病未除，精神不振，口淡不思食，乘轿来诊。切脉微细乏力，参之前证，则属阳虚感冒，极似《伤寒论》太阳少阴两感证。其麻黄附子细辛汤、麻黄附子甘草汤两方，殊不宜阳虚有汗之本证。以麻黄宣发，细辛温窜，如再发汗则足以损其阴津，病转恶化，此所当忌。遂改用桂枝加芍药生姜人参新加汤，又增附子，并损益分量，期于恰合证情：党参 15g，桂枝 9g，芍药 9g，甘草 9g，生姜 4.5g，大枣 5 枚，附子 9g。嘱服 3 剂再论。

复诊，诸症悉已，食亦略思，精神尚属委顿，脉仍微弱。阳气未复，犹宜温补，处以附子汤加巴戟天、枸杞子、鹿胶、葫芦巴补肾诸品，调理善后。

评析：本案虽然"极似《伤寒论》太阳少阴两感证，其麻黄附子细辛汤、麻黄附子甘草汤两方，殊不宜阳虚有汗之本证"。因此，选用桂枝加芍药生姜人参新加汤再加附子，3 剂而"诸症悉已"，值得玩味。

二、伤寒变证

通脉四逆汤/桂枝汤加人参

王某，伤于风寒，发热怕冷，身疼汗出，服表散药未愈。转增腹痛泄泻，舌白润，口不渴，小便清利，一变而为太阳太阴并病。用时方平胃散加防风、桂枝，不惟前证未减，反增心下支结，胸胁满痛，口苦烦渴，再变而为太少二阳及太阴诸病矣。窃思证兼表里，伤寒论中之柴胡桂姜汤，病情颇为切合。不料患者又以病变时延，易医而欲速效。医不详察证情，认为表实里热而迭以汗下攻之，遂致漏汗洞泻，息短偃卧，势甚危殆。又复邀诊，脉微欲绝，四肢厥逆，汗泻未已，不时转侧手扰，此属阴阳垂绝之象，亟宜通脉四逆汤挽将绝之阳，配童便敛将尽之阴，以策万全：附子30g，干姜45g，炙甘草15g，浓煎，冲童便少许。

频频灌下，自晨迄暮，尽二大剂，泻汗逐减。当子夜阳回之时，汗泻全止，身忽发热，是阴复阳回之兆。按脉浮缓无力，阴阳将和，邪气外透。乃煎桂枝汤加人参续进，益气解肌，2剂热退人安，后以补脾胃和气血调理月余复元。

评析：此案屡经误治，一误于表证失之宣散，反用平胃散引邪入里。再误于汗下攻之，"遂致漏汗洞泻，息短偃卧"，四肢厥逆，已近亡阳，故以通脉四逆汤回阳救逆，12小时而"尽二大剂"，附子用至60g，挽回脱绝之势，再以"桂枝汤加人参续进"，热退人安。赵氏分析病变理路清晰，遣方用药果断而妥当，显出深厚的伤寒功底。

三、背痛

附子汤

刘某，患背冷如冰，脊骨不可按摩，虽衣重裘不暖，四时皆然，而饮食劳作如故。医有作风寒治者，有作肾虚治者，作痰饮治者，且曾用针灸治疗数月均不效，历有年矣。邀为诊治，其脉沉而细微，背冷脊痛如昔。盖背为督脉所行，《素问·骨空论》云："督脉生病，治督脉，治在骨上。"《伤寒论·少阴篇》亦云："少阴病得之一二日，口中和，其背恶寒者，当灸之，附子汤主之。"又曰："少阴病，身体痛，手足寒，骨节痛，脉沉者，附子汤主之。"此属阳虚湿重之证，恰与本病相符，即书原方与服：附子15g，芍药9g，白术9g，党参12g，茯苓9g。

4剂病未改善，沉思是证是药当属不谬，其所以疗效不高者，药力之未足欤？又嘱再服4剂，每次加吞金液丹3g，1日2次，仍未减轻，乃于原方加鹿胶9g，补骨脂、枸杞子、狗脊、千年健各12g。外用紫金桂附膏（中药店有售）溶化于方形布块成一圆圈，中置白砒细末3g，烘热贴背心处。又服药3剂，寒疼均减。唯贴处起粟形作痒，知为胶药砒末之力居多，不再服药，专用膏药贴如前法，5日一换，半个月症状消失，欣然还乡。

评析：此案"其背恶寒"，用附子汤实属的对之方，或因附子量小耶？最后确认系紫金桂附膏掺白砒末外敷"之力居多"，遂"不再服药，专用膏药"而收效，且仲景亦提示"当灸之"，由此可知外治之法自有其独到之处。清代外治法宗师吴师机指出："外治之理即内治之理，外治之药即内治之药，所异者法耳。"紫金桂附膏虽不知药物组成，顾名思义当有桂附等热药，所谓"外治之药即内治之药"明矣。桂附热药外用之法值得发掘。

四、虚寒气喘

真武汤加味/黑锡丹

张某，男，48岁。自幼有咳痰痼疾，每值隆冬辄发，困苦异常。今冬感寒增剧，咳嗽喘急，短气痞闷，腹下动悸，气自少腹上冲心，倚息不得卧。医认为脾肺虚寒，气不固摄，疏桂苓甘味姜辛汤，服5剂无变化。又以苓桂术甘汤加苏子、干姜，仍无进展。因时经月余，身体日虚，大有难于支持之势，改延余治：其人清瘦，脉细微，手足清冷，咳喘不卧，痰多气促，声低息短，能坐不能起，起则振振欲擗地，气时上冲，幸神志清明，能食粥半盂，胃气尚在，病虽险恶犹可无虑。按其证乃脾、肺、肾三经皆虚，盖肺虚则痰不能化，脾虚则湿不能运，肾虚则气逆而不能藏，是喘咳短气之成因。前医用苓桂诸汤，皆从脾、肺二脏着眼，唯于肾脏尚欠顾及。因用真武汤温阳利水，加姜、辛、味暖肺敛气，加枸杞子、益智仁、补骨脂补养肾元，许以10剂可愈，讵知病不少减。寻思前方由于脾肺之药为多，温肾之药稍少，况古人有久病及肾与标在肺本在肾之说，虽肺为贮痰之器，脾为生痰之源，而肾司蒸化，实居于首要地位。乃将真武汤加重分量：茯苓24g，白术15g，附子9g，生姜12g，芍药12g，另用都气丸18g分两次吞送。

又进 5 剂，病如故。本症为脾、肺、肾虚寒，原无疑义，如药不对症，当有他变。今若此，其亦踵前医药轻病重之覆辙欤？又忆黑锡丹大温脾肾，镇纳元阳，为虚寒喘促之圣药，喻嘉言、陈修园辈极赞其功。如是再以真武汤改配黑锡丹，每次 9g，日进 2 剂，当晚喘减气平，能睡一二小时。次日复诊，脉起有力，喘咳大减。嘱原药再进，持续半月，诸症皆退，精神转好。后以肾气丸、六君子汤加补骨脂、葫芦巴间服调理复元。

评析： 此证用真武汤似无不当，附子剂量似可加重。"黑汤丹大温脾肾，镇纳元阳，为虚寒喘促之圣药"，本案用之收效，确显神功，无怪乎"喻嘉言、陈修园辈极赞其功"，可惜今市面上难以寻迹矣。

五、阳虚汗出

真武汤

申某，久病之后体气已虚，不慎风寒，又染外感，只宜培补剂中佐少许表药，殊不能视同日常表证治之。前医竟用麻黄汤发汗，因之大汗不止，头晕目眩，筋惕肉瞤，振振欲仆地，小便难，肢微拘急，呈状甚危。见其人神志尚清明，脉现细微，汗淋漓未休。此由峻发之后，卫气不固，津液大伤，肾气亏竭而小便难，血不营筋而肢拘急，阳虚则水气泛逆，冲激于上，故振振而眩仆，是纯一阳虚之真武汤证，水逆之重者。若不如是辨认，泛用漏汗之桂枝附子汤，虽能回阳而不镇水；如用苓桂术甘汤，虽能镇水而不回阳，今至阳虚水逆之本证，则以真武汤为适合，且应大其量以进：附子 15g，白术 12g，白芍 12g，茯苓 24g，生姜 15g，并用五倍子研末醋拌成饼敷贴脐孔，布条捆扎，又用温粉扑身。

连进 2 剂，汗渐止，再 3 剂，不特汗全收，即眩晕拘急尿难诸候亦均消失。后用归芍六君子汤加补骨脂、巴戟天、干姜调理培补。

评析： 此案辨证精确，剖析类证清楚，析疑解惑，足以启人。

六、大汗亡阳

茯苓四逆汤/十全大补汤

谭某，男，45 岁。患疟疾经治多日获愈。曾几何时突然发热不休，但口不渴，喜拥被卧，神疲不欲动，此为病久正虚之证，治宜温补。无如医者不察脉证虚实，病情真假，只拘泥于翕翕发热而用麻桂妄汗之，遂致漏汗不止。身不厥而外热愈炽，唯踡卧恶寒，厚被自温，不欲露手足，声低息短；神衰色惨，证情严重，病家仓皇无计，邀赵氏诊治：人已不能言，汗犹淋漓，诊脉数大无力，面赤，身壮热，舌白润无苔，不渴不呕，审系阴寒内盛阳气外格，属诸戴阳一证。治宜回阳抑阴，阳回则阴和，阴阳和则汗敛也。思伤寒论中之通脉四逆汤及茯苓四逆汤，皆回阳刚剂，若以汗多亡阳而论，则通脉四逆又不如茯苓四逆回阳止汗之力大，遂用大剂茯苓四逆汤以图挽救：茯苓24g，生附子18g，干姜15g，野山参12g（另蒸兑），炙甘草9g，煎好另加童便半杯冲服。

上方实系通脉四逆、茯苓四逆两方化裁而合用之。一日夜进药3剂，午夜发生烦躁，刹那即止，渐次热退汗停，按脉渐和有神。次晨口能言一二句，声音低微，气不相续，此时阳气虽回，气血犹虚，改进十全大补汤（桂枝易肉桂）温补气血。后又随加补骨脂、益智仁、巴戟天、杜仲等温养肾元，服药半月，病体全复。

评析：大汗亡阳，处以茯苓四逆汤，附子用18g似属常规剂量，然"一日夜进药3剂"即是54g，应属大剂了。

七、呕吐

干姜黄连黄芩人参汤/连理汤

韦某小儿，病泄泻，利止则腹胀，食则更甚，时作呕恶，因而不敢食，后致饮水亦呕，口苦舌绛，苔微黄，不渴，胸腹痞胀，指纹淡黄隐沉，身体极清瘦，大便如常，小便清利。盖由诸症观之，其先泄泻，脾胃早伤，气虚不化，寒湿积中，故食入则胸腹胀；舌绛口苦，由于肝胆之热，弥漫中焦，故水食入咽则呕吐，形成上热下寒、扞格不通之证。若上热轻而下寒不虚，可用栀子干姜汤清热温中，交通上下。今则不仅上热盛，而下寒且虚，已非上方所宜。《伤寒论》曰："伤寒本自寒下，医复吐下之，寒格更逆吐下。若食入口则吐，干姜黄连黄芩人参汤主之。"本证虽未经吐下，而久泻伤脾，其理正同。脾伤则清浊不分，阳格于上，阴沉于下，故用药上宜有分寸；如仅用寒药以治下，则必格拒不入，即人亦将引起上热之加剧，皆不利于病。核上述姜参芩连汤为上盛热、下虚寒之的剂，恰合于本证，用之何疑。其方芩、连之苦寒，以通热格，参、姜之温补，可复正气而逐阴邪，配合臻补泻变化之奇。然以胜复关系，分量略有变更，以寒重热轻，故尔如此：党参15g，干姜9g，黄芩4.5g，黄连3g（姜汁炒），煎成缓缓服下。

先不受药，尽1剂后，药亦不呕，再剂可食饮。上焦余热未清，中焦虚寒尚盛，改进连理汤：黄连2.4g，党参15g，白术6g（土炒），干姜6g，炙甘草3g。

3剂遂得阴阳调协，上下沟通，不呕能食。后以六君子汤平调脾胃，食欲大佳，肌肉丰润，又健常活泼入学矣。

八、腹痛

1. 附子粳米汤加味/姜附六君子汤

彭某夜间来谓："家母晚餐后腹内痛，呕吐不止。煎服姜艾汤，呕痛未少减，且加剧焉，请处方治之。"吾思年老腹痛而呕，多属虚寒所致，处以砂半理中汤。黎明彭君谓服药痛呕如故，四肢且厥，势甚危迫，恳速往。同诣其家，见其母呻吟床第，辗转不宁，呕吐时作，痰涎遍地，唇白面惨，四肢微厥，神疲懒言，舌质白胖，按脉沉而紧。她称："腹中雷鸣剧痛，胸膈逆满，呕吐不止，尿清长。"凭证而论，则为腹中寒气奔迫，上攻胸胁，胃中停水，逆而作呕，阴盛阳衰之候。《金匮要略》叙列证治更切："腹中寒气，雷鸣切痛，胸胁逆满呕吐，附子粳米汤主之。"尤在泾对此有精辟论述："下焦浊阴之气，不特肆于阴部，而且逆于阳位，中虚而堤防撤矣。故以附子补阳驱阴，半夏降逆止呕，而尤赖粳米、甘草培令土厚而使敛阴气也。"彭母之恰切附子粳米汤，可以无疑矣！但尚恐该汤力过薄弱，再加干姜、茯苓之温中利水以宏其用。服2帖痛呕均减，再2帖痊愈。改给姜附六君子汤从事温补脾肾，调养10余日，即健复如初。

评析：本案颇见此老经方功力，附子粳米汤由附子、半夏、粳米、甘草四味组成。

2. 解急蜀椒汤

杨某，六旬老翁。人虽肥胖，而精神殊不佳。顷病腹鸣攻痛，上下走逐，胸满欲呕，脉沉紧而迟，此系水寒之气相搏于中，脾肾失调之所致。曾服理中汤、附子粳米汤多剂，却无效验。全面观察，实为脾肾阳衰不胜阴寒之象，前方颇为针对，其不效者此非矢不中的，乃力不及彀也。复思大建中汤为大辛大热峻剂，如此情景利在速决，不容优柔贻患。遂径用大建中汤，呕痛未略减，且四肢有厥意，人亦虚弱已极，是时不唯宜温而且宜补。《伤寒论》中人参四逆汤与外台解急蜀椒汤两方，均为温补大剂，而以后方为胜，因疏外台解急蜀椒汤：蜀椒 6g，干姜 12g，半夏 12g，附子 15g，党参 18g，大枣 5 枚，甘草 6g，饴糖 30g，煎好冲服。

药后阳回厥止，痛呕大减，再 2 剂遂愈。随用肾气丸、大补汤间服，渐次康复。

> 评析：本案所选外台解急蜀椒汤虽说较人参四逆汤药力为胜，细辨其方，似含大建中汤（蜀椒、干姜、党参）合四逆汤之意，另加半夏、大枣、饴糖。

3. 近效白术汤

龚女，痢愈未久，转致溏泄，一日四五次，腹中时痛，痛则手足厥冷，呕吐清涎，曾进理中汤多剂未瘥。诊之脉微细，舌白润，口不渴，小便清长，厥痛存在。今脉微厥痛，不仅病在太阴，亦且症兼少阴，其病由痢转泻，固为病变之良好机转，但泻利既久，脾胃已伤，脉微而厥，则肾阳亦复衰损，前服理中汤不应者，偏脾而遗肾耳。现以合治脾肾为宜，处近效白术汤：白术 15g，附子 9g，炙甘草 6g，生姜 12g，大枣 5 枚。

用以培补脾胃，温暖肾阳。4 剂手足厥回，痛泻俱止。唯肢倦神疲，饮食无味，再用益脾强胃之异功散加益智仁、山药、白扁豆、砂仁诸品，同时美味调补，半月遂收全功。

> 评析：此老擅用附子，通常并未投以重剂，通观所选案例即可证明。如本案明显"脉微厥痛"，仅用 9g 即收卓效，可知附子用轻剂亦可建功也，在人善用而已。

4. 大黄附子汤

钟某，腹痛有年，理中、四逆辈皆已服之，间或可止。但痛发不常，或一月数发，或两月一发，每痛多为饮食寒冷之所诱致。常以胡椒末用姜汤冲服，痛得暂解。诊脉沉而弦紧，舌白润无苔，按其腹有微痛，痛时牵及腰胁，大便间日一次，少而不畅，小便如常。吾曰："君病属阴寒积聚，非温不能已其寒，非下不能荡其积，是宜温下并行，而前服理中辈无功者，仅祛寒而不逐积耳，依吾法两剂可愈。"彼曰："吾固知先生善治异疾，倘得愈，感且不忘。"即书大黄附子汤：大黄12g，附子9g，细辛4.5g。并曰："此为金匮成方，屡用有效，不可为外言所惑也。"后半年相晤，据云果2剂而瘥。

评析：此证一派阴象阴色，但"理中、四逆辈皆已服之，间或可止"，终归复发不能根治，是因夹有积聚，根据为腹有压痛，大便少而不畅。赵氏慧眼识得真机，予大黄附子汤2剂而瘥，真上工也。

九、吐血

人参四逆汤/调胃承气汤

萧某，34岁。某晨忽大吐血，先为块状瘀血，后系鲜红新血，时少时多，3日未断，服药杂治罔效，病情日形严重，特来迎治：踡卧于床，血吐犹未少止，面白惨淡无神，四肢厥冷，舌胖润无苔。身倦不欲动，口渴喜暖饮亦不多，脉细微欲绝。此阴阳衰微，将见离决之候。检阅服方如三黄解毒汤、龙胆泻肝汤之类，是欲止血而过服寒凉之所造成。现当生死存亡千钧一发，唯有回阳固本一法，当处以人参四逆汤：人参15g（蒸兑），生附子24g，干姜15g，炙甘草6g。

意在回阳救厥，温经止血也。半日连服2大剂，夜半阳回，四肢微温，血仍点滴未停，因略为易方：人参15g，附子9g，黑姜炭12g（炮透），炙甘草6g，水煎，冲发炭及童便。

上方温以止血，2剂血果止。讵知日晡身发高热，烦躁不安，脉则洪数而软，乃血气来复，故现此离奇之假象，不应为所眩惑，治宜温平补血，疏当归补血汤加炮姜。2剂后，热退神宁。不料夜半腹中大痛，拒按，大便已数日未行，此由阴证而转属阳明，在《伤寒论》中已有调胃承气汤法治，今特小其剂以用之：大黄9g（酒制），芒硝6g（冲），甘草6g，1剂便下痛止。改用益气补血之药，逐渐安平。

评析：吐血之症，当分阴阳。以郑钦安看法，阳火引起的血症很少见，而阴火引起者则多见，"十居八九"。他说："失血之人正气实者少也，正气一衰，阴邪上逆，十居八九，邪火所致十仅一二。""宜苦（寒）者，十仅一二，宜辛（热）者十居八九。"（《医法圆通·卷四》）这一点确为真知灼见。本案前医治以苦寒，非但未能止血，且以伤阳乃至厥脱，实属误辨误治，临床多见。本案阳回血止之后，腹痛便结，视为由阴转阳，随予调胃承气汤而收良效，认证准确，临床者当知这种变局。

十、慢惊风

人参四逆汤/理中汤

（1）汤儿，5岁。禀赋不足，体弱多病。恣意食肉啖饼，次日腹胀呕泻，医作伤食治，但以体虚难任克伐，进以消补兼用之太安丸（即保和丸加白术），腹泻转剧，呕亦未止，乃父视为药误。易医无如辨证未真，以证属虚，处温脾健胃之六君子汤，呕泻立止，认为有效，续进数剂，腹胀如鼓，痛不可忍。后医又认为实证，不顾患儿体质，贸然以大承气汤攻之，胀痛虽已，而腹泻不止矣。遂见神疲气短，汗出肢厥，手足不时抽搦，缓而无力，显示种种之危象。其家迎治，视儿面色清惨，息微目合，关纹隐微难见，抽搐乏力，启视其目，神光尚好，此乃关键之处，许其可治。即处人参四逆汤以救垂绝之阴阳，急煎频灌，四时尽2剂。夜半阳回，肢温搐停，汗收泻止，有时呻吟。次晨复诊，关纹清淡可见，神清能言，不能坐立，此由攻伐太过，元气斫伤，只应益气补脾，徐图恢复，师理中汤之意而易其分量：党参15g，白术12g，干姜3g，炙甘草6g，加黄芪、补骨脂各9g，日服1剂。

历时半月，未易方而复常。

原按：患儿体弱伤食，消补兼用原为不误，服药而泻甚者，乃药攻积之力，积尽泻自止又何疑？惜易医而进温补，固积增病，犯实实之戒；后医治虽合法，但于人不审体质，于证不分轻重，病轻而药重，以致演成阴阳虚脱之危证，病虽获救，然亦险矣，辨证其可忽诸？

评析：患儿腹泻不止，神疲气短，息微目合，已见阳脱之势，然"启视其目，神光尚好，此乃关键之处，许其可治"。点明"神光尚好，此乃关键之处"，强调神气在辨证中的重要性，符合"上工守神"经旨。郑钦安亦重视这一点："不问发热、汗出、谵语、口渴、饮冷，但见无神，便以大剂回阳饮治之，百治百生。"

（2）王儿，3岁，病吐泻，初不以为意，病亟始求医，治不如法，半日间病转剧，吐如涌，泻如注，旋又搐搦，继则肢厥神昏，气如悬丝，认为不治，弃于地，待气绝葬之。时吾师出诊经其门，邻人不忍而代邀诊：见儿僵卧地上，肢厥如冰，关纹不见，以手掐人中不呻，又掐合谷亦不呻，呼吸若有若无，抚心有微热。重手按其腹，儿目忽启，神光莹晶，切足三部脉亦不显。窃思该儿病虽沉笃，而神光未散，尚存一线生机，有可为力之处。先以艾火灸气海、关元、天枢、阳强及两足三里诸穴，并儿脐满填食盐，切生姜薄片，戳细孔无数，置盐上，再放艾团烧之，以作急救处理。急处人参四逆汤：党参18g，生附子12g，干姜9g，炙甘草6g，急火浓煎。陆续灌下，尚能咽，两时内服完2煎，无转变，接进2剂，约四时许，身肢转温，目能启视，不吐不泻，气虚不能言。病庆再生，已无顾虑，接服黄芪理中汤3剂调理即愈。

评析：此赵氏业师蔡仁山先生之验案，其症九死一生，救急先以艾灸气海、关元、脐眼等穴，是为要着。随后以人参四逆汤，四个时辰连进4剂，救人之际，剂量不得不重，非此无以救生。此案亦是在气如悬丝之际，见患儿目光尚"神光莹晶"，而判为"神光未散，尚存一线生机，有可为力之处"而奋力抢救，起死回生，足见"神光"在危急关头辨证的重要性。

十一、消渴

理中汤/人参养荣汤

陈某，46岁。始患伤寒未瘥，旋又伤食吐泻，自恃体健，未曾医治。迨剧乃延邹君诊治，服葛根桂枝汤加神曲、楂肉之类，表虽解而吐泻未已。又处不换金正气散温中止呕，宽胀消食，而吐泻得止。又转口渴尿多，次数频仍，改进人参白虎汤、甘露饮、六味地黄汤等，半月无进步，渐次面削肌瘦，神疲纳少，偃卧床第，不能起行。患者枯瘦脱形，目炯炯有神光，面唇无华，舌胖润白，脉微无力。渴尿无次，已至饮一尿一，小便清长，尿上层无油脂。盖病始由伤寒吐泻而起，营卫已损，阴液复亏，吐泻伤脾，中焦失运，循至肺气不能下降，制约关门，肾火不能上升，蒸发津液，阴阳阻隔，上下失交，故消渴之证成矣。前医认为内热津干，迭用凉润，此治标不知治本也。本则脾肺肾三脏也，因脾喜燥而恶湿，肺恶冷而喜降，肾得温而水升，气化得全，斯则无病。今三脏失职，水津不上输而唯下泄，其主要关键乃不在肺之宣、肾之蒸，实则脾失升降，不能制水也。倘脾能健运，输布津液，则肺肾功能亦随之恢复，自无消渴之患。本证虽先属湿热，但因病已日久，正气惭衰，内脏不足，又一变而为虚寒，此病情阴阳转化之常规，不足异者，古人于此已有精切之论述。陈修园曰："水不自生，一由气化，黄芪六一汤取气化为水之义也；崔氏肾气丸取火能致水之义也；七味白术散方中有藿香之辛燥，而《金匮翼》谓其能大生津液；理中汤方中有干姜之辛热，而侣山堂谓其能上升水液，若以滋润甘寒为生津养液之源而速其死也。"由此可知气化传变与药宜温不宜凉之精义。本证如宜凉而不宜温，何以服白虎汤、甘露饮等而病至剧变，其误显然。今据前说用理中汤温脾止泻，证以程郊倩理论，其谓："参、术、炙甘草所以固中州，干姜守中，必假之釜焰而腾阳气，是以谷入于阴，长气于阳，上输华盖，下摄州都，五脏六腑皆以受气矣，此理中之旨也。"此因中焦之运，而使上下升降得宜，肺布津液，肾司蒸发，何至上渴下消，陈修园执中央运四旁之说，亦即理中之旨也。于是书与理中汤：党参18g，白术15g，干姜6g，炙甘草6g。

首剂效不显，5剂病始好转，口略知味，精神微振，可能缓步。又进原方5剂，渴尿大减，接近正常。终因病过虚损，尚须大补，改予养荣汤培补气血，历时兼旬始健。夫消渴而用肾气丸者屡矣，至治以理中汤则属伊始，因知辨证论治之亟当讲求也。

评析： 如此"渴尿无次，已至饮一尿一"之消渴重症，竟以轻剂理中汤取得显效，确实令人惊叹。无怪乎此老亦颇自慰："消渴而用肾气丸者屡矣，至治以理中汤则属伊始。"足以证明"辨证论治之亟当讲求也"。

十二、阳虚头痛

白通汤

彭某，患头痛5年，凡疏散补泻之药尝之殆遍，均鲜疗效。迄今头隐作痛，乍止乍作，恒畏寒，喜戴帽，或厚带缠结，略觉宽解一时。人日渐清瘦而饮食如常，未尝急治。其脉细数无力，两尺尤虚，头痛喜热敷。肢寒身冷，舌白润无苔，尿清长，大便溏薄。脉证参合，乃系阴寒之气逆冲脑海，而无阳气以守之，故阴盛阳衰，证见虚寒，成为阳虚头痛。唯阳虚头痛较之真头痛为轻，其来势也缓，或由病久虚致，或由攻伐太过逐渐形成。若真头痛则不然，其来势暴，头脑尽痛，手足寒至节。两证虽有彼轻此重攸分，而治法则皆以抑阴扶阳为主，不过用药尚有等差耳。本证不特阳虚而脾土亦弱，拟用：黄芪18g，白术12g，附子9g，肉桂6g，细辛3g。

4剂病未衰减，仅痛时较前减短，畏寒如故。揆思证属虚寒，理应温补而效，其不效者，或因通阳药中参有补剂，反掣其肘而不能发挥回阳威力，不如专力侧重扶阳之为愈。因改拟白通汤，重用生附子以启下焦之阳，倍干姜大温中焦之气，葱白引阳气上通于脑以驱阴寒，浊降清升，病当自愈。服药后即觉一缕热气由下而上，达心胸则扩然开朗，通头脑则痛止神清，药效之神验若是非臆所及。连进3剂，5年沉疴顿即霍然。后用温阳益肾药进退调复。

评析：此案颇耐玩味。辨为阳虚头痛当无疑义，而且"不特阳虚而脾土亦弱"，有大便溏薄可证。但是用了初诊方"病未衰减"，因思"其不效者，或因通阳药中参有补剂，反掣其肘而不能发挥回阳威力，不如专力侧重扶阳之为愈"。于是摒弃黄芪、白术类补药，改拟白通汤，"专力侧重扶阳""五年沉疴顿即霍然""药效之神验若是，非臆所及"。

郑钦安用附子讲究专用，"今人亦有知得此方（四逆汤）者，信之不真，认之不定，即用四逆汤，而又加以参、归、熟地，羁绊附子回阳之力，亦不见效。病家等毙，医生束手，自以为用药无差，不知用药之未当甚矣"（《医理真传·卷四》）。本案即是明证，可知赵氏对扶阳理论颇有心得。

郑钦安所谓"甘温固元，是姜、附、草，不是参、芪、术，学者不可不知也"（《医法圆通·卷二·敬云樵评语》），郑氏倡用附子扶阳，讲究单刀直入，不加补药，否则"反掣其肘而不能发挥回阳威力"，切记。

十三、痹证

桂枝芍药知母汤合活络效灵丹/三痹汤

康某，经商外地，善于理财，凡利所在，不问寒暑，冒风露以行，是以所积日富。1946年冬经商于零陵，中途突发风湿关节病，不利于行而返归，询治于余。翁身沉重，手足拘急，关节痛处微肿，走注疼痛，如虎啮，如针刺，夜间增剧，刻不可忍，有时发寒热，但无汗，脉沉紧，舌苔白润，气短难续。此即《黄帝内经》所云"风寒湿痹"之候。稽诸古人叙述痹证最详者，莫如秦景明氏。其谓："风痹之证，走注疼痛，上下走注，名曰行痹；寒痹之证，疼痛苦楚，手足拘紧，得热稍减，得冷愈甚，名曰痛痹；湿痹之证，或一处麻木不仁，或四肢不举……拘挛作痛，蜷缩难伸。"又《金匮要略》更详叙其方证："诸肢节疼痛，身体尪羸，脚肿如脱，头眩短气，温温欲吐，桂枝芍药知母汤主之。"按翁病虽与秦说三证相符，而尤切金匮之所说，自以桂枝芍药知母汤为适应。但其夜痛加剧，则又兼及血分，宜与张锡纯氏活络效灵丹配用，庶能统治诸候而免偏颇。且风湿蕴积日久，寒邪深入筋骨，等闲小剂，殊难胜疏筋活络逐寒祛湿之重任，故大剂猛攻以作犁庭扫穴之计，始可一鼓而奏肤功：桂枝 45g，芍药 45g，麻黄 18g，附子 24g，知母 12g，防风 30g，当归 30g，丹参 30g，乳香 15g，没药 15g，苍术 18g，白术 18g。每日 1 剂，酒水各半煎，分早中晚 3 次服。

夜间汗出通身，痛楚略减。又续进 5 剂，兼吞小活络丹，每次 4.5g。夜间均有微汗，痛逐减轻，脉见缓和，手足能屈伸，关节肿消，尚不能起床。然以其人思虑多，气血虚，乃师"攻衰其半"之旨，改拟攻补兼施之三痹汤，并加防己、蚕沙、海风藤、银花藤等疏络活血药，1 日 2 剂，时历兼旬，遂得步履如常。再用十全大补汤加龟、鹿、虎三胶轮服，逐次复元。

评析：风寒湿痹初以桂枝芍药知母汤合活络效灵丹逐寒祛湿，疏筋活络，攻邪为主；继以三痹汤加味攻补兼施，终用十全大补汤加龟、鹿、虎三胶交替轮服，则系补虚为主了，用药初中末层次分明，逐步移形换法，堪称范例。

十四、寒疝

乌头桂枝汤/当归四逆加吴茱萸生姜汤

袁某，青年农妇，体甚健，经期准，已育子女三四人矣。一日少腹大痛，筋脉拘急而未稍安，虽按亦不止，服行经调气药不止，迁延 10 余日，病益增剧，迎余治之。其脉沉紧，头身痛，肢厥冷，时有汗出，舌润，口不渴，吐清水，不发热而恶寒，脐以下痛，痛剧则冷汗出，常觉有冷气向阴户冲出，痛处喜热敷。此由阴气积于内，寒气结搏而不散，脏腑虚弱，风冷邪气相击，则腹痛里急，而成纯阴无阳之寒疝。窃思该妇经期如常，不属于血凝气滞，亦非伤冷食积，从其脉紧肢厥而知为表里俱寒，而有类于《金匮要略》之寒疝，其谓："腹痛脉弦而紧，弦则卫气不行，即恶寒；紧则不欲食，邪正相搏即为寒疝。"又"寒疝腹中痛，逆冷，手足不仁，若身疼痛，灸刺诸药不能治，抵当乌头桂枝汤主之"。本病症状虽与上述原文略有出入，而阴寒积痛则属一致。因处以乌头桂枝汤：制乌头 12g，桂枝 18g，芍药 12g，甘草 6g，大枣 6 枚，生姜 3 片。水煎，兑蜜服。

上药连进 2 帖，痛减厥回，汗止人安。换方当归四逆加吴茱萸生姜汤：当归 15g，桂枝 6g，细辛 3g，芍药 9g，木通 9g，甘草 6g，吴茱萸 6g，生姜 3 片。以温通经络，清除余寒，病竟愈。

十五、白带

桂附理中汤

（1）王氏妇，体虚经错，三旬犹未育，时以为忧。肝气郁结，因之白带不绝，清稀无味。脉细数而涩，食减身倦，月经 38 日始来，来则半月方尽，其为胞冷经寒，肝郁脾伤，由此概见。治宜温暖下元、调理肝脾为要，处傅氏完带汤加吴茱萸温经解郁。10 剂而精神稍振，食欲增进，带则依然。脉象细数，舌苔滑润，腹有痛感，下肢畏寒特甚，数服温补药而尚有如是之证，其下元虚寒、胞宫清冷至于斯极。现唯温脾胃以健运化，暖元阳以消阴寒，改进桂附理中汤，力较前药为胜，5 剂无变化。详审阴寒过盛，药力犹轻，于本方加重分量：附子 24g，党参 30g，白术 30g，干姜 15g，炙甘草 15g，肉桂 9g。浓煎，日进 2 剂。

2 日后，症情较前进步，脉觉有力，腹不痛，恶寒大减，带下仍多。复于原方配用金匮白术散（白术 60g，川芎 15g，蜀椒 21g，牡蛎 45g，研散），每服 18g，一日两回，酒水送下。暖胞宫，燥脾湿，以大其用。接服一旬，带减大半，已不恶寒，一切改善。后以治带为主，仅用白术散（改汤）加艾叶、鹿角霜、芡实、椿皮等，大剂煎服，5 日带尽。随进十全大补汤、养荣汤各 10 剂，调补气血，温暖冲任，以是体气健复，经期正常，次年育一儿，喜出望外。

（2）王某，夫妻和谐，多年未育，时以后嗣为念。某日，其夫与余同舟赴某处，谈及其妻下腹清冷，尤独阴内寒冷如冰，难以合欢，带下清稀，从无间止，然以事关房帏，隐秘莫深，知先生长者，将烦治之。后月余迎往其家。君妇体肥胖，脉细如丝，重按则无，带多腹冷，恶寒特甚，严冬重裘尤不足以御寒，不欲一刻离火，阳气之虚，由此见之。然推寻其病理，盖由冲任亏损，脾肾虚寒，气血不营经脉，脾湿不能运化，肾水失于蒸发，阴寒益盛，水湿结积，胞宫浸淫，冷如冰谷，所以痰湿下流而成白带，如此阴寒沉沦、阳气衰微之证，理合温补，为拟桂附理中汤加鹿龟二胶、补骨脂、巴戟天、葫芦巴等药，大温元阳，培补脾肾，早晚用甜酒冲送硫黄，每次 0.9g，持续 1 个月，畏寒大减，白带由稀转稠，量亦微少。知前方已效，嘱仍继进 1 月，同时配用当归生姜羊肉汤（羊肉 500g，当归 60g，生姜 30g，隔水清蒸）作饮食营养，两日 1 个次，病状显著改进，下身有畏寒，带下减少，脉象虽细，可按而有神。嗣以阳回阴去，殊不必若前之峻温峻补，而以培养气血通调经脉为宜。换方人参养荣汤加龟胶、鹿胶，每日1剂，服至50日而腹暖肢温，阴内无复有冷气鼓吹，带下全无。又继服1个月，精神倍增，肌肉丰满，大异往昔气象，遂停药，翌冬生得一子。

评析：本例在药治同时，辅以当归生姜羊肉汤食补，是为独到之处。至阳回阴去之后，认为"殊不必若前之峻温峻补，而以培养气血，通调经脉"为治，换方人参养荣汤加龟胶、鹿胶，值得借鉴。

十六、妇人缩阴证

当归四逆加吴茱萸生姜汤

（1）魏妇，45岁。天气严寒，日在田间劳作，汗出解衣，因而受寒。归家即觉不适，晚餐未竟便睡，极畏寒，夜半抖颤不已，盖双被尚不温，旋现肢厥，屈伸不利，少腹拘痛，恶心欲呕，约半时许，阴户出现收缩，拘紧内引，小便时出，汗出如洗，自觉阴户空洞，时有冷气冲出，不安之至。清晨，其夫来迎诊，切脉细微，舌苔白润，身倦神疲，言食如常，余证若上述。据此辨认，病属虚寒，由于肝肾亏损，遽被贼风侵袭，气血寒凝，经络拘急，颇类三阴直中之象；又其证所患部位，与男子缩阴证同，治法谅亦无异。不过俗传妇人缩阴多指乳房缩入，至于阴户抽搐牵引则少见也。其治当以温经祛寒为法，投以当归四逆加吴茱萸生姜汤，祛风寒，温肝肾，经血得养，其病自已。该汤日进三大剂，遂告全安，未另服药。

（2）刘妇，年四旬余。体素虚弱，某日农作过劳，傍晚归途遇雨，衣履尽湿，归仅更衣，不甚介意。晚间又经房事，风雨之夜，寒气砭骨，夜半时起如厕，未久睡感寒甚，数被不温，少腹拘急绞痛，次第加剧。待至天将明时，阴户遽现紧缩，自觉向腹中牵引，冷汗阵出，手足厥冷，头晕神困，不能起立，服药鲜效。其夫来迎治，脉象微细，舌润不渴，乃一阴寒证也。其夫且曰："内子阴户收缩，成一杯大空洞形，时流清液，令人见而生畏。"吾曰："病虽奇，治尚易，近村魏妇病与相似，曾一方即愈，毋用惊惧。"仍书与当归四逆加吴茱萸生姜汤，嘱一日服完两大剂，并用艾灸气海、关元十余炷，又锡壶盛开水时熨脐下。次日往视，已笑逐颜开，操作厨下，唯身觉略倦而已。

评析：以上两例，皆因感受寒湿发病，直中三阴。阴户属于厥阴，方选当归四逆加吴茱萸生姜汤，且日进二三大剂，辨治准确，效若桴鼓。

戴 丽 三

戴丽三（1901—1968），云南四大名医之一，曾任云南省卫生厅副厅长等职。出身中医世家，其父戴显臣为清代云南名医。戴氏继承家学，随父学医，潜心攻研歧黄之道，博采众家之长，擅长内、妇、儿科多种临床疑难杂症，精研《伤寒论》，善用经方，擅用大剂量附子治疗疑难杂病，附子用量 30～120g，一般出手都是 60g。案中屡见引用郑钦安言论及"用郑钦安姜附茯半汤""郑钦安姜桂汤"等语，显见对郑氏学说颇有功底。《戴丽三医疗经验选》是其代表著作，精选了他 40 多年的学术研究成果和经验，本章案例均出自该书。

一、发热

1. 四逆汤/桂枝加附子汤

金某，男，2 个月婴儿。素秉羸弱，因发热、咳嗽，诊断为小儿肺炎，曾服退热等西药，病情转危。来诊时症见神迷、发热，目闭不开，颜面发青，唇色淡白。喉间痰鸣，咳嗽气喘，冷汗淋漓。舌淡润，苔薄白，脉沉小而紧。观患儿素禀本亏，元阳稚弱，忽感寒邪外侵，又经药物克伐，遂至浊阴上逆，中阳不守。若不急扶元阳，速驱浊阴，势将出现元气暴脱之危候，急用四逆汤加味：黑附子15g，干姜 5g，桂枝 5g，茯苓 9g，炙南星 5g，炙甘草 3g。四逆汤回阳救逆，温脾肾之阳，加桂枝宣通心肺阳气，茯苓健脾利湿而和中，炙南星祛风痰。

次日发热减轻，冷汗已收，面转红润，目开神清。喉间痰鸣消失，危象悉除。继用桂枝加附子汤：黑附子 15g，桂枝 5g，炒杭芍 5g，炙甘草 3g，烧生姜 3片，大枣 2 个。

连服 2 剂，诸症消失。

> 原按：此证虽系阳虚感受外寒而致，但不用麻黄附子细辛汤者，是因患儿冷汗淋漓不止，已有阳气欲脱之象，故不再用麻辛之散，必须急用四逆汤以回阳救逆，驱逐寒疾，使患儿元阳得扶，危证消除。继用桂枝加附子汤以扶阳和阴，调和营卫，巩固疗效。

2. 麻黄附子细辛汤

李某，女，18岁。感寒后发热40余日不退，曾经中西医治疗，症状如故。现症见：胸满，食少，日晡发热，恶寒踡卧，不思水饮，二便自利。面色晦暗而黑，舌润滑，脉沉细如丝。证属伤寒太阳、少阴两感之重症。治宜温经解表，方用麻黄附子细辛汤：黑附子60g，麻绒6g，细辛3g。附子先煎煨透，无麻味后再下余药，1剂。

服药之后，发热竟退，余症亦减。仍宜扶阳抑阴，交通心肾阴阳，处以下二方：

方一：黑附子60g，干姜12g，甘草6g。3剂。

方二：黑附子60g，干姜15g，葱白3茎。3剂。

以上两方交替服用后，精神大佳，饮食增进而愈。

原按：发热40余日，查前所服处方，有按阳虚治者，用四逆汤、白通汤；有按阴虚治者，用青蒿、地骨皮、鳖甲之类及甘露饮等，均无效果。按脉症分析，戴氏认为四逆扶阳而不能解表散寒；白通交心肾之阴阳而不能交表里。用麻黄附子细辛汤交通表里，令表里阴阳相和，再投四逆扶肾阳以治本，白通交心肾之阴阳，表里内外阴阳皆和，故病得愈。太少两感之症，方用麻黄附子细辛汤较之单用四逆汤多了解表之功，正邪兼顾，故而收效。善后以四逆、白通两方交替服用，亦有新意。

3. 白通汤加猪胆汁、童便

戴阳证：施某，女，17岁。因发热持续不退入某医院治疗未愈，前医曾用葛根芩连汤、银翘散和白虎汤等方，而发热日增，求诊于戴氏。现症见：高热，全身冷汗不止，声低息短，四肢逆冷，面赤如硃，身重难以转侧，二便如常，不思饮。舌青滑，右脉沉细，左脉浮大无根。证属阴寒过盛，虚阳上越之假热证，治宜交通阴阳，收纳元气，方用白通汤：附子60g，干姜12g，葱白3茎。附子先煎煨透，舌尝无麻味后，再下余药。2剂。

上方服药1剂，发热及病情如故。戴氏认为药已对证，疗效不显，是由于阴寒格拒过盛，药不能直达病所。应从阴引阳，本着"甚者从之""热因寒用"治则，于原方加猪胆汁数滴，童便一杯。服后热竟全退，冷汗亦止，面赤身热大为减轻，唯四肢尚冷。继以干姜附子汤峻扶元阳，交通上下：附子60g，干姜15g。

服后诸症悉愈。

评析：本例为"戴阳证"，多因误用寒凉所致。"戴阳证"之假热最易与实热混淆，若不加审究，极易误治。既是真假相混，必有本质可寻。患者虽然高热不退，但全身冷汗不止，声低息短，肢冷，脉浮大无根，知其内寒之所在，已显阳脱之象，发热面赤则为戴阳之证。结合前服寒凉不效，认定为真寒假热之"戴阳证"，急用白通汤回阳收纳，但因阴寒格拒，初不显效，后于方中加猪胆汁、童便反佐，服之方验。可知此证反佐之道不可忽也。

4. 益元汤

"阴阳交"：汪某，男，15岁。发热不退已近1个月。夜重昼轻，汗出不止，有时汗净而热不退。服西药解热剂，热虽暂退旋又复热，且热度极高。目上视不瞑，烦躁不安，喘促气微，汗出如洗，急来求余会诊。症见舌紫而腻，脉浮大而劲，壮热汗出，热不为汗衰，此病名"阴阳交"。《黄帝内经》论之甚详，属温热病之坏证（逆证），预后多不良。所幸者尚能饮食，胃气未绝，尚有一线生机。盖汗出热当退，今热不为汗衰，发热和汗出兼而有之，足证气机不收，阳越于上，故发热汗出也。肾属水而主五液，若肾水不能温升，心火不能凉降，坎离不济，阴阳不交，升降失司，则为此病所以至危之理也。王叔和云："汗后脉静身凉则安，汗后脉躁，热甚则难。"但若治之得法尚可挽救。治法当在通阳交阴，使气得收，津液能藏，俾能热退汗敛，则病可愈也，乃用《张氏医通》益元汤加猪胆汁，勉力救治：黑附子60g，干姜12g，炙艾叶9g，麦门冬12g，甘草3g，炒知母6g，炒黄连3g，白洋参9g，五味子10g，生姜3片，大枣3个，葱白3个，猪胆1个，分3次调入药内，点童便数滴为引。

此方以附子、干姜温肾培其本元为主，辅以艾叶温肝暖肾，佐麦门冬、知母、黄连清上焦之心火，藉以育阴退热；洋参、麦门冬、五味子能益气、止汗，润肺、清心、滋水；葱白通阳交阴，童便引热下行，加胆汁之苦降导药力入于丹田。此方原治面赤身热，不烦而躁，思饮不入于口，阴盛格阳之戴阳证。今借用是方以治此症，甚为恰当。因方中附子、干姜、甘草四逆汤也，洋参、麦门冬、五味子生脉散也，合以艾叶、生姜、大枣保其精也，黄连、知母、猪胆汁、童便攻其邪也。一攻一守，保精攻邪，庶使正能胜邪，则热自退，汗自收也。

上方于是日上午服后，下午5时许，其父来告："服药后，眼已能闭，热亦稍退，喘促较平，汗出减少。"遂将原方附子加至 120g，嘱其再进 1 剂。服后深夜汗收、热退，喘促全平，诸症已减。旋又下肢水肿，遂予白通汤调理而愈。观是症之所以得愈，全赖能食，胃气未败也。

白通汤系交阴阳之方，亦即交水火之方。附子补先天之火以培元，干姜温后天之土以暖中，葱白能引心火下交于肾，附子启肾水上济于心。水火溉济，阴阳互根，而得其平秘矣。故对"阴阳交"证，亦可先投白通汤，若服药拒纳，以益元汤加童便反佐为治。

另治李某，男，43 岁。亦患上证，症状与之同，唯烦躁较甚，脉空大而散，舌润苔白腻，满口津液。病已半个月，幸能食。投以白通汤，烦躁止而神安，热退而汗收。周身旋出斑疹。经用三豆汤加乌梅、桑叶、薏苡仁服 3 剂即愈。越 3 年复病，症状同前。先延二医诊治，一用小柴胡汤，一用白通汤，均无效。复延余诊，询其不能饮食已 6 日，断为胃气已绝，不予书方，果次日而亡。

> 原按："阴阳交"一证，《素问·评热病论》曰："有病温者，汗出辄复热而脉躁疾不为汗衰，狂言不能食，病名阴阳交，交者死也。""人所以汗出者，皆生于谷，谷生于精，今邪气交争于骨肉而得汗者，是邪却而精胜也。精胜则当能食而不复热，复热者，邪气也。汗者精气也，今汗出而辄复热者，是邪气胜也。不能食者，精无俾也。病而留者，其寿可立而倾也。且夫热论曰：汗出而脉尚躁盛者死。今脉不与汗相应，此不胜其病也，其死明矣。狂言者是失志，失志者死，今见三死，不见一生，虽愈必死也。"

所谓"阴阳交"系指阳邪交于阴分，交结不解，消耗阴气所致，为温热病中的危重证候。汗出而热不去，死有三候：一不能食，二脉躁疾，三狂言失治，故曰"三死"。但临床上有阴气被耗所致"阴阳交"，亦有阳气外越，气机不收所致"阴阳交"。证候不同，治法殊异，临证时须细心审查，不可误治。本病预后之好坏，全在是否能食，以判断胃气有无，有胃气则生，无胃气则死，这些经验是很宝贵的。

考益元汤出自明·陶华《伤寒六书·杀车槌法》，由熟附子、干姜、黄连、人参、五味子、麦门冬、知母、葱白、甘草、艾叶、生姜、大枣组成，临服入童便 3 匙，顿冷服。主治伤寒戴阳证，症见面赤身热，头痛，不烦而躁，饮水不得入口者。此是元气虚弱，无根虚火泛上而致戴阳证。戴氏此方重用附子是为特出之处。《张氏医通》中未见益元汤记载。

二、心悸

附子甘草汤/补坎益离丹/潜阳丹

吕某，男，77 岁。素性勤苦，虽高年尚在操持家务。近 2 个月来，渐觉心悸、气短，日愈加重。小便频数，涕泗交流，屡治无效。察其脉代，舌白滑。患者告曰："诸医皆谓吾病系阳虚，但扶阳方中若加肉桂，反觉心悸更甚，不知何故？"余曰："扶阳不离姜、附、桂，但附子无姜不热，无桂不燥，是以扶阳方中加桂则燥性大增，纯阳刚烈，过于兴奋，故有不受。然若调剂得宜，则又不忌。"

所现诸症，显系心肾阳虚，中阳不足，元气不能收纳所致。心阳虚，阳神不藏，以致心悸、气短。肾主五液，肾阳虚衰，元气不能收纳，上不能统摄阴液，而致涕泗交流，下不能约束膀胱，而致小便频数。且心肾之阳相通，互相影响，肾阳虚衰，可引起心阳不足，心阳不足，亦可伤及肾阳。故肾阳虚者，心阳易虚；心阳虚者，肾阳亦多感不足。然其相互交通之作用，全凭中气为之斡旋，所以郑钦安说："中也者，调和上下之枢机也。"此症之治，宜补阳以运中，补中以助阳，先后天同时兼顾。但用药应刚柔相济，适于病情，遂处以郑钦安附子甘草汤：黑附子 60g，炙甘草 9g。

方中附子辛热，补先天心肾之阳，其性刚烈；甘草味甘，专补后天脾土，其性和缓。甘草与附子相伍，可缓和其刚烈之性。同时，脾得先天真阳以运之，而中气愈旺，愈能交通先天心肾之阳，此先后天并补之剂也。

上方连服 3 剂，症情好转。宜加强补中作用，兼补心气。原方加高丽参，由6g 加至 15g，服 3 剂，诸症大减，且觉安静、恬适。至此，心肾之阳恢复，欲图巩固，须阴阳兼顾，本《黄帝内经》"阴平阳秘，精神乃治"之旨，易方郑钦安补坎益离丹和潜阳丹加味：

方一，补坎益离汤：黑附子 60g，桂枝心 9g，蛤蚧粉 15g，炙甘草 6g，生姜 15g。

方二，潜阳汤：黑附子 60g，龟甲 15g，砂仁 6g，桂枝心 9g，炙甘草 9g，高丽参 9g。

补坎益离汤用附、桂补心肾之阳，蛤粉补肾阴，启下焦水津上潮，姜、草调中，最能交通上下。虽附子、桂枝同用，然有蛤粉补阴以济之，甘草之甘以缓之，不但刚烈之性大减，且水火互济，上下不乖，心悸自不作矣。

潜阳汤中龟甲潜阳滋阴，附子、桂枝补心肾之阳，加高丽参补益元气，又得砂仁、甘草理气调中，使上下气机交通，水火调平矣。

上方各服 2 剂后，诸症消失，精神亦较前增加。

评析：此证心肾阳虚不耐肉桂之燥，选用附子甘草汤回避之，颇具圆通之巧。所用 3 方皆郑钦安所拟，此老于火神派学说用功深矣。

三、胃痛

四逆汤/潜阳丹

李某，男，34 岁。因胃脘疼痛反复发作，大便色黑而住某医院，诊断为"胃溃疡"。经治疗 2 个月余，输血 2000mL 病情未见好转。症见胃痛腹胀、嗳气、反酸，畏寒肢冷，声低息短，少气懒言，面色青黯，舌质青滑，脉沉。证属肾阳大虚，阴寒凝滞，气机不畅。治宜扶阳抑阴，回阳祛寒，方用四逆汤：附子60g，干姜 15g，甘草 6g。

此方专以驱散阴邪，峻扶元阳。郑钦安说："凡人一身，全赖一团真火（即元阳、真阳、肾阳），真火欲绝，故病见纯阴。""四逆汤一方，乃回阳之主方也……既能回阳，则凡世之一切阳虚阴盛为病者，皆可服也。"故余临证以来，每遇阴寒重证，均以此方投之，往往应手取效。

二诊：服 2 剂，胃痛大减，精神好转，大便黑色转淡，微觉腹胀。再就原方加肉桂 9g，砂仁 6g。肉桂、砂仁两味，是阴证开窍药，温胃散寒，并具升降气机之力。

三诊：服 2 剂，各症续减。改用潜阳丹加肉桂：附子 60g，砂仁 6g，龟板15g，甘草 6g，肉桂 9g。

此方有纳气归肾之妙。方中砂仁辛温，能散脾胃寒邪，且有纳气归肾之功；龟板咸平，滋阴潜阳，补血止血；附子辛热，能补肾中真阳，配龟板能阴阳两补；肉桂辛甘大热，补肾阳，暖脾胃，除积冷，通血脉，配附子能温肾强心，配砂仁温胃散寒；复用甘草之甘以补中，则先后天并重，阴阳两补。

四诊：服 2 剂，大便颜色转黄，唯稍觉腹痛，前方加炒吴茱萸 6g，温中止痛。嘱服 2 剂，诸症消失。

评析：本例胃痛，病变虽在胃脘，兼见全身虚寒，辨证为肾阳亏虚为主，以四逆汤回阳祛寒而愈。临证之际，须细审病机，切忌见痛止痛。此老先引用郑钦安之论，后借用郑氏名方潜阳丹，真火神派传人也。

四、腹痛呕吐

当归四逆汤加味/吴茱萸四逆汤

杨某，女，15岁，病已1周。初病发热呕吐，泻痢，头痛，恶寒，先后延医诊治无效。现呕逆不止，腹痛硬满，面赤，烦躁。仍感头痛，恶寒，手足僵冷。查以前所服诸方，均以小柴胡汤为基础，甚至加三棱、莪术攻伐，服后月经适来，病更加剧。

察脉细而欲绝，舌淡紫，与上述病情合参，乃寒入厥阴，其病在肝。肝与胆相表里，肝寒而气郁不升，则影响于胆，气逆不降，故呕逆不止。厥阴为风木之脏，木郁克土，故腹痛硬满。寒入于阴，阳浮于上，故面赤。吐泻后阳气与津液俱伤，心肾不交，水火离隔，故烦躁。厥阴外症未解，故头痛、恶寒。肝脾不和，阳明不能达于四肢，故手足僵冷。小柴胡汤乃和解少阳之方，其所以误者，因惑于发热、呕吐，未注意尚有太阳表证之头痛、恶寒，阳明之下利也。若当时投以葛根汤两解太阳、阳明之邪，则其病当早愈。由于越经用药，引邪深入，柴、芩皆清泻肝胆之品，反复用之，攻伐太过，以致病情加剧。幸患者年轻，生机旺盛，正气尚能支持，急投以当归四逆加吴茱萸生姜汤加味：当归12g，桂枝9g，炒杭芍12g，炒吴茱萸6g，细辛2g，通草6g，炒小茴香6g，砂仁6g，川黄连3g，炙甘草6g，烧生姜3片，大枣3个。

方中当归、桂枝、杭芍温经活血，细辛散少阴之寒，吴茱萸、生姜散寒止呕，炙甘草、大枣补中生血，通草通经络利关节，尤在泾渭有"通脉续绝之功"，加小茴香、砂仁以理气通滞而止痛，少加黄连配吴茱萸，取"左金"之意，平肝而为反佐。

次日来诊，上方服后呕逆全止，肢已转温，面赤、烦躁、腹痛均减。续处以吴茱萸四逆汤：黑附子60g，炒吴茱萸9g，干姜12g，炙甘草6g。

此方本可先用，其所以不用者，在于本病既经误治克伐，不但厥阴外证未解，且使肝血为寒所凝而不能畅运，故先予当归四逆汤温血达表以作向导。继用吴茱萸四逆汤，温中扶阳，驱除浊阴。如此始可引邪向外一举而平。服第二方后，诸症悉除，且满身出现红斑，此病邪由里达表，已收预期之效。乃因势利导，以四逆汤振奋阳气，驱邪外散，遂告痊愈。

评析：寒入厥阴，手足僵冷，救治四逆，何以不首选附子、干姜？陈平伯说："盖厥阴肝脏，藏营血而应肝木，胆火内寄，风火同源，苟非寒邪内患，一阳之生气欲绝者，不得用辛热之品，以扰动风火。"明言少阴里寒阴盛之四末不温，与厥阴之寒邪郁滞之手足厥寒者有所区别。本案先用当归四逆加吴茱萸生姜汤温血达表除其中寒。继用吴茱萸四逆汤温中扶阳，满身出现红斑，系"病邪由里达表"之象，无须惊诧，仍用四逆汤收功。

五、慢性肾炎

茯苓四逆汤/白通汤

孙某，男，8岁。全身水肿3个月余，以面目及四肢为甚，求医殆遍，多以五苓散、五皮饮一类方剂施治。又兼西药利尿剂屡用无效，反而病势日增。某医院诊断为"慢性肾炎"。现症见：面青黯滞，精神萎顿，四肢不温，口不渴，水肿按之凹陷久而不起，舌白滑，脉沉细。证属元阳衰惫，治宜急扶阳抑阴，方用茯苓四逆汤去人参：附子60g，茯苓15g，干姜15g，炙甘草6g。附子先煎煨透无麻味后，再下余药。3剂。

服上方药后，小便通畅，肿势减轻。继用理中汤加附子：附子60g，党参15g，白术9g，干姜9g，炙甘草6g。3剂。

服药后肿胀继续减轻。唯小便量尚少，显系温阳之力犹嫌不足。予以白通汤，重用干姜、附子，交通肾阳，宣达气机。药用：附子90g，干姜24g，葱白3茎。2剂。

服药后，小便通畅，肿势大减。原方再服5剂，症状消失。

评析：小儿慢性肾炎水肿，以五苓散、五皮饮一类套方治之，也算对路。然脾肾两虚，元阳衰惫，徒事利尿，舍本逐末，故而乏效。水为阴邪，水湿积聚之处，便是阳气不到之所。患儿全身水肿，面青黯滞，精神萎顿，四肢不温，已属元阳不振，气化衰惫。戴氏认为本病属阳虚，治应直接温补阳气，宣通气化，虽不利尿而尿自通，不消肿而肿自退，即使用茯苓四逆汤亦去掉人参，免其恋阴，温阳讲究单刀直入，颇见功力。

郑钦安有"万病一元论"观点："外感内伤，皆本此一元有损耳。""病有万端，亦非数十条可尽，学者即在这点元气上探求盈虚出入消息，虽千万病情，亦不能出其范围。"(《医法圆通·卷三》)他以中风一症为例，突出表达了推崇扶阳的观点："众人皆作中风治之，专主祛风化痰不效。予经手专主先天真阳衰损，在此下手，兼看何部病情独现，用药即在此攸分。要知人之所以奉生而不死者，恃此先天一点真气耳。真气衰于何部，内邪外邪即在此窍发。治之但扶其真元，内外两邪皆能绝灭，是不治邪而实以治邪，未治风而实以祛风，握要之法也。"（《医理真传·卷二》）也就是说，并非见风祛风，见痰化痰，而是"专主先天真阳衰损，在此下手""治之但扶其真元"。本例水肿用茯苓四逆汤和白通汤取效，正体现了郑钦安这一观点。

六、小便急胀

肉桂生姜汤/白通汤加味/四逆汤合金刚丸

李某，男，40岁。腰痛，小便急胀，夜睡不安，经封闭、理疗等久治未愈。诊其脉沉而弦，舌青滑。此症腰痛兼小便急胀，属于脏寒癃胀，显系肾阳大虚，肝气下陷所致，以肝主疏泄，肾主闭藏。治法应大温心阳，暖肾温肝，方用肉桂生姜汤：上肉桂9g，生姜30g。

上方肉桂一味，黄坤载谓："味甘辛，气香，性温，入足厥阴肝经，温肝暖血，破瘀消症，逐腰腿湿寒，驱腹胁痛。"张锡纯谓肉桂："性能下达，暖丹田，壮元阳，补相火。其色紫赤，又善补助君火，温通血脉，治周身血脉因寒而痹，故治关节腰肢疼痛。"因此，余临证，每用肉桂强心，暖肾温肝而升肝木之下陷。生姜辛温，黄氏谓本品"入肺胃而驱浊，走肝脾而行滞""调和脏腑，宣达荣卫"。二药配伍，不仅温扶心阳，更能暖肾温肝。

服上方1剂，即感腰痛减轻，小便急胀亦减，睡眠亦较安适。进一步强心温肾，以交阴阳，方用白通汤加味：黑附子60g，干姜15g，葱白3茎，上肉桂9g，茯苓15g。

方中白通汤以交阴阳，加肉桂、茯苓以升肝木下陷，附子得肉桂又能强心温肾。3剂诸症好转大半。继以扶阳祛寒，补肾强腰，四逆汤与金刚丸加味：黑附子60g，干姜9g，炙甘草6g，炒杜仲15g，炒续断9g，淡大云9g，菟丝子9g，草薢9g。

上方以四逆汤扶元阳，余药补肝肾，强腰膝，治腰痛。连服10余剂，症状消失。

评析：本例症状虽较简略，从舌脉可知为阳虚，寒湿阻滞。此与肝经湿热所致小便急胀又有不同。阳虚之小便急胀，当有面色㿠白或青暗，身重畏寒，目暝嗜卧，少气懒言，手足逆冷等症。治宜温阳散寒，故可用肉桂生姜汤。属肝经湿热者，多见口苦咽干，胁痛烦躁易怒，小便虽急胀，其色必黄赤，舌苔黄腻，脉象弦数。治宜清肝经湿热，可用龙胆泻肝汤之类。证型不同，治法迥异。

肉桂生姜汤系戴氏习用之强心方剂，药简义深。凡心肺疾患，出现心肺阳虚或心阳不振，症见唇舌青暗，心胸闷痛，喘息憋气，寒痰上泛者，俱可用此方治之。本方又治心肺阳虚所致鼻流清涕不止等症。

金刚丸出自刘河间《素问病机气宜保命集》，由炒杜仲、肉苁蓉、菟丝子、草薢各等分研末，猪腰子酒煮同捣为丸，用治肾虚腰痛骨痿。

七、头痛

小白附子汤

武某，男，45岁。头痛引左颈麻木疼痛不能转侧已10余年，多方治疗，效未显，转余诊治：其脉濡滑，舌淡苔白腻。痛甚时欲呕，常感四肢酸困。证属寒湿不化所致，拟温阳化湿通络为治，予自拟小白附子汤：小白附子30g，天麻15g，法半夏10g，茯苓15g，葳蕤仁20g，川芎6g，藁本6g，独活6g，吴白芷6g，防风6g，桂枝10g，甘草3g，生姜10g，大枣10g。

守方服用至30余剂，10余年之顽固疾患竟愈。至今多年未发。

原按：小白附子一方，为余多年临床常用有效方剂。举凡体功不足，阳虚外感，或寒湿阻滞经络所致之头痛，用之均有疗效。余曾以此方治一李姓妇女，40余岁，患两下肢剧烈疼痛，且出现对称性红斑。诊为营卫阻滞，气机不调，用小白附子汤加羌活、秦艽，5剂而愈。

评析：戴氏小白附子汤与补晓岚所制补一大汤药颇有相似之处：组方相同药味多，都有八味大发散之成分，唯戴氏方偏于发散，补氏方则温散兼顾；治疗病证相似，都用治体功不足，阳虚外感，读者可参看《中医火神派探讨》"补晓岚"一节。戴氏所称小白附子似指中药白附子，与附子不是一个品类。

八、捻颈风

麻黄附子细辛汤加味/小白附子汤

张某，女，40岁。初病发热身痛，旋即风痰上涌，颈项强直，不能转侧，面青神迷，口噤不开，舌不能伸，脉沉细而紧。脉证合参显系太阳经脉为寒邪所滞而引起。因太阳与少阴互为表里，少阴主里，今寒邪入于阴分，正邪相搏，浊阴上逆，蒙蔽清窍，法当温经散寒，祛风化痰，方用麻黄附子细辛汤加味：黑附子30g，麻绒6g，细辛3g，炙南星9g，全蝎6g，雄黄6g，僵蚕6g，胆炒半夏9g，生姜汁2匙。

方中用麻黄附子细辛汤固元阳，开腠理，散寒邪而退热；加雄黄以辟百毒，胆炒半夏降上逆之浊阴，配南星、姜汁以化散风痰；全蝎、僵蚕祛风化痰而开窍，既引诸药上行，又能升清降浊。

服2剂，热渐退，神渐清，口能微开，舌可半伸。唯面色尚青，身犹困重，颈项仍不能转侧，脉弦紧，舌苔白腻。此太阳气机闭塞，寒湿阻滞，改以自拟小白附子汤加减：炙小白附子30g，明天麻9g，茯苓15g，薏苡仁9g，法半夏9g，川芎6g，防风9g，白芷6g，羌活9g，桂枝9g，炒杭白芍9g，甘草6g，烧生姜3片，大枣3个。

服2剂，口已能开七八，舌能伸出，脉转缓和。发热全退，痰涎减少，神志已清。宜扶心肺之阳，以化未净之痰。方用郑钦安姜桂汤：生姜15g，桂枝9g。

服3剂，口全开，舌体伸缩自如，面色复常。是方能升扶上焦阳气，因阳气不足于上，则上焦之阴邪弥漫，以致风痰上涌而闭塞脏腑经络气机。故服后阳气得升，阴邪得散，痰涎得化，余症亦减，仅觉头部微痛，是上逆之浊阴未净，仍宜扶阳抑阴，宣散阴邪。四逆汤加味：黑附子60g，筠姜12g，桂枝9g，细辛2g，甘草6g。

服2剂，诸症痊愈。

评析：所谓"捻颈风"，是指感受外邪后，出现风痰上涌，颈项强直，如有人捻，口噤不开，舌不能伸等症状而言。本例属于虚寒阴证，故先以温经散寒，继以活络祛风，终以温扶阳气而愈。案中有"用郑钦安姜桂汤"之语，可证此老对钦安之学下过功夫。

九、失血

干姜附子汤

吴某，男，74 岁。因头顶部外伤流血过多，入某医院急救，经用冷水洗涤创口后，进入昏迷状态，且寒战不止，求治于戴氏。现症见：蜷卧，血虽止而目瞑不语。检视创口，正当巅顶部位。舌淡青滑，脉沉。证属阴寒重证，急用峻扶元阳，驱散阴寒，温暖血脉为治，方用大剂量干姜附子汤：附子 120g，干姜 30g。急煎急服，2 剂。

服 1 剂后寒战止。再服 1 剂，神识转清。因患者年老体衰，元阳本虚，非大剂连服，不能尽功。续以附子汤、四逆汤调理旬日，逐渐平复如初。

原按：巅顶乃督脉与厥阴肝经会合之处，督脉为阳脉之海，寒气侵入，阳气抑遏，故发寒战。厥阴乃多血少气之经，流血过多，气随血散，寒气侵入，阳气困顿，心窍不宣，故现昏迷。治疗关键在于峻扶元阳，振奋全身气机，故用大剂干姜附子汤。附子温下焦之元阳，干姜培中土之生气。药专力宏，量大效速，凸显火神风格。

十、臂痛

麻黄加术汤合麻杏苡甘汤

赵某，男，21 岁。左臂疼痛 2 个月余，曾用西药镇痛及温阳除湿祛风等剂无效。症见：左上肢举动困难，疼痛较剧，无红肿。无汗，恶寒，舌质正常，苔薄白，脉浮紧。询其得病之由，因夜卧当风，风寒湿邪客于经络。法当除湿祛风散寒为治，选用麻黄加术汤合麻杏苡甘汤加桑枝：麻绒 6g，桂枝 9g，杏仁 9g，白术 12g，生薏苡仁 15g，甘草 6g，桑枝 15g。连服 2 剂，得微汗，遂痊愈。

原按：臂痛一证，虽系小恙，治不得法则迁延难愈。本证属中医痹证。痹者，不通之谓也。遵仲景"若治风湿者，发其汗，但微微似欲汗出者，风湿俱去也"。麻黄加术汤乃除湿祛风散寒之重剂，麻杏苡甘汤乃发汗利湿解表之轻剂，轻重合剂，善治风寒湿痹。症虽恶寒乃表阳被遏，由脉浮紧可知，非少阴病之恶寒可比，故不用大辛大热之附子，只用通阳化气的桂枝，俾卫阳振奋，则恶寒自罢。是方之中尤妙在麻黄配白术，虽发汗而不致过汗，白术配麻黄善祛表里之湿，可达微汗而解，更加桑枝横达肢臂而通络。方虽简而效验灵。

十一、腮腺炎

封髓丹加吴茱萸、肉桂

陈某，女，25岁。住某医院诊断为腮腺炎，用夏枯草等药物及青霉素等，久治无效。邀余会诊：左耳下虽肿，但皮色不红，触之欠温，不思饮。舌质青滑，脉沉缓。此因肝寒木郁，阴寒之邪凝滞少阳经脉，寒凝发颐，致成此症。予封髓丹加味：焦黄柏9g，砂仁6g，甘草6g，吴茱萸6g，肉桂6g。

本方以交通阴阳为目的，黄柏、甘草苦甘化阴，砂仁、甘草辛甘化阳，合以吴茱萸、肉桂温肝、散寒、解凝。如此则阴阳得以交通，肝胆之气机得以升降。连服2剂，肿势已减。再服2剂，病即痊愈。

附：热毒发颐——银花甘草汤加味

高某，男，10岁。患发热，两耳垂下部肿大，疼痛，西医诊断为腮腺炎，用西药治疗，已10余日，请余往诊。症见张口困难，饮食难下，便秘，舌紫，两脉弦数。脉症合参，系感受风温之毒，热毒壅结于颐部，病在少阳、阳明两经。用银花甘草汤加味：金银花9g，甘草6g，紫草6g，黑豆15g，绿豆15g。

此方乃轻扬之剂，功能清热解毒，凉血养肝，导引热毒外散。

上方服2剂，热减，肿势大消，疼痛较缓，口已能开。原方加紫花地丁9g、夏枯草9g，以增强清热解毒、清肝散结之力，服2剂即愈。

此案热结阳经，因势利导，给予凉散，不可过用苦寒，以防热毒内陷，致生他变。

评析：以上两例发颐（腮腺炎），一寒一热，寒者所见皆"阴象""阴色"，热者所见皆"火形""热象"，可资对比。其中寒凝发颐经用清肝及消炎而久治不愈，症见肿处不红、不热，不思饮，舌质青滑，脉沉缓等寒象，断为阴证，以交通阴阳，调和气机而愈。通过证候分析病机，同病异治，两例均达痊愈目的。

十二、耳后起核

麻辛附子汤/桂枝加附子汤/封髓丹

李某，女，8岁。发热，面青，神迷，脉沉，舌润。耳后起核，大如拇指。病已一周。脉症合参，证为阴邪上犯，寒滞太阳经脉。今患儿面青无神，法当扶阳以祛寒。处予麻辛附子汤：黑附子30g，麻绒3g，细辛2.5g。

此方之效用在于温经散寒。方中附子辛热扶阳，麻黄、细辛辛温散寒，使客邪外散，耳后之核可消，发热亦当随之而解。

次日复诊，脉仍沉，核微消，发热已退，再处下方：黑附子30g，桂枝6g，炒杭芍9g，生香附9g，麦芽15g，炙甘草6g，烧姜3片，大枣3个。此桂枝汤加附子，再加香附、麦芽以行滞散结。

服后面色唇口均转红润，核已消三分之二，但出现鼻衄，身出红斑。此乃阳气通达之象。继用封髓丹：黄柏10g，砂仁3g，炙甘草6g。3剂，诸症全消而愈。

十三、鹤膝风

阳和汤加味/内托生肌散

周女，9岁。左膝关节肿大，住某医院诊断为"骨结核"。治疗2个月，前后开刀5次，病情如故，请余会诊。面色㿠白，左膝关节肿大且僵冷，不能站立。开刀之处涔涔流下清稀黑水，无疼痛感觉。终日嗜睡，舌润无苔，脉沉迟无力。详询病史，知发病由于冬令玩雪引起。寒邪侵入经脉，治不得法，迁延日久，郁而不解。脉症合参，当用通阳化滞和血之法，用加味阳和汤：麻绒6g，熟地15g，白芥子9g，鹿角霜15g，桂枝6g，上肉桂5g，炮姜9g，当归15g，甘草9g。

方中熟地、肉桂、鹿角霜温肾阳固肾阴；麻绒开腠理，白芥子消痰化积，消皮里膜外之痰；熟地得麻绒则不凝滞，麻绒得熟地则不表散；重用鹿角霜一味，温补而不黏滞；肉桂、桂枝并用者，取其温心、肺、肾之阳；加当归以补血、活血，全方配合有扶阳固阴之功。

上方服5剂后，面色渐转红润，左膝关节稍转温，肿势渐消。原方去鹿角霜，每剂加服鹿茸粉1.5g兑入，再服5剂。取鹿茸补精髓，壮元阳，大补督脉，强筋健骨。

上方服后，膝关节转温，且能站立。面色红润，食欲增进，精神转佳，患部所流之清稀黑水转为黄色脓液。此肾阳虽复，尚须补气活血、生肌。方用张锡纯内托生肌散加减：生黄芪30g，天花粉10g，乳香6g，没药6g，山萸肉15g。

此方重用黄芪，取其性温、味甘，《本经》谓"主痈疽，日久败疮"。以其补气而能生肌，其溃脓自可排除。花粉治痈肿疮毒，配合黄芪增强生肌排毒之功。乳香、没药一能调血中之气，一可调气中之血。合用则宣畅脏腑，疏通经络，善治疮痈瘀滞。山萸肉温肝、补肝以通九窍。全方共呈益气生肌、排脓疏络、解毒之功。服用7剂后，创口逐渐愈合。

原按：阳和汤一方，为治阴疽内陷方，具有通阳化滞和血之功，故名"阳和"，如日光一照，寒邪悉解。唯原方剂量过轻，不能胜病，故师其意而不泥其方。病无常形，医无常方，药无常品，顺逆进退存乎其时，神圣工巧存乎其人，君臣佐使存乎其用。如墨守成方，执不变之方，以治变动不居之证，虽属效方，亦难取效。

十四、中耳炎

麻黄附子细辛汤/龙胆泻肝汤

童某，男，5岁。左耳流脓，且发高热，体温39.7℃，西医诊为中耳炎，曾用青霉素等药，发热未减，流脓依旧，延余诊治：左耳中有清稀脓液渗出，精神萎顿，有"但欲寐"之势。二便通畅，舌质青滑苔薄白，脉沉细。四诊合参，断为寒邪入于少阴肾经。肾开窍于耳，今寒邪侵入肾经，滞于耳窍，故现上述诸症。治宜温经散寒，鼓邪外出。方用麻黄附子细辛汤：附子30g，麻黄6g，细辛3g。

服上方1剂后，发热即退，面色唇口转红，脓液转稠，脉转弦数，舌质转红。病已由寒化热，所谓"阴证转阳"，其病易治。宜用清肝降火之剂。乃予龙胆泻肝汤加减：龙胆草5g，栀子3g，黄芩6g，车前子6g，柴胡6g，生地15g，泽泻6g。

服3剂后，耳中流脓渐止而愈。

评析：凡遇寒邪外遏，宜先予温经散寒，待表邪已祛，转入温扶。但若阴证转阳，则应施以清凉。不知此理初诊即以寒凉泻火，则寒邪凝滞，变生他证，病遂难愈。本例因小儿生机旺盛，易虚易实，故1剂温扶而立见转阳。若系成人、久病，虽数剂温扶亦难有此明显转机。临证之际宜注意患者年龄、体质、病程及服药反应。尤须注意阴证转阳，切勿再执于温扶，所谓药随证变，帆随风转是也。

十五、舌痛

四逆汤

李某，男，30岁。舌尖疼痛已2个月，久治不愈，前医用黄连解毒汤等方未效。察其舌滑润多津，舌尖不红，口不渴、心不烦，脉沉无力，显系阴证。舌为心之苗，若属阳证，当见心烦、舌红、咽干、思水、脉数等象。今所见皆属不足之症，用黄连解毒汤实"以寒治寒"，徒自耗伤胃气。因据脉症改用四逆汤峻扶元阳：附子60g，炙甘草6g，干姜6g。服后舌尖疼痛大减，继服2剂，即愈。

十六、唇口疼痛

四逆汤/封髓丹

解某，男，30余岁。唇口疼痛不能忍，前医用清热解毒之剂如石膏类，疼痛加重，一周来因剧痛未能入睡，转余诊治。症见舌质青，苔滑润多津，脉沉细，无邪火炽盛之象。盖口为脾之窍，唇为脾所荣，其病机在于下焦浊阴太盛，阳不潜藏。阴邪弥漫，寒水侮土，脾土受制，经络不通而反映于口唇，形成本症。治法当以扶阳抑阴，方予四逆白通合方：川附子30g，干姜6g，甘草6g，葱白2茎。服3剂，疼痛大减，里阳渐回，舌青渐退，脉转有力。仍予四逆汤，改川附子为盐附子，剂量加大：盐附子60g，干姜6g，炙甘草6g。

服1剂后，下黑水大便甚多。此系浊阴溃退佳象，脾阳渐复之征。唇口肿势已消，为巩固疗效，予封髓丹交通阴阳，引火归原。服2剂，病遂平复。

❧ 周 连 三 ❧

周连三（1889—1969），河南省名医，生前供职于河南省邓县中医院。1908年悬壶，行医60余载。平生深研《黄帝内经》《难经》，对仲景著作极为推崇，对黄元御学说研究颇深，认为："阳虚之证十之七八，阴虚之证十无二三。"临床广用经方于各科，用药精简不杂，喜用峻剂，每起沉疴。"平生喜用温剂，尤常用附子、干姜二药"，对外科疗疮、眼科疾患、精神病等均擅用扶阳之法，颇有独到之处，茯苓四逆汤运用经验十分娴熟，堪称民间火神派的杰出代表，本章各案多由周氏高足、名医唐祖宣先生整理发表。

一、亡阳

1. 茯苓四逆汤

（1）肺心病：宁某，女，60岁。1968年12月15日就诊。患有哮喘、咳嗽病已20余年，冬重夏轻，遇寒即发，经诊断为："支气管扩张、肺气肿、肺结核。"曾用抗结核、抗感染药物治疗，时轻时重，缠绵不愈，近2年来并发心悸、气喘、水肿等症，严重时四肢厥冷，伴发紫绀，小便不利，脉搏120次/分钟。诊为"肺源性心脏病"，经用强心利尿和抗感染药物治疗无效，又用中药数剂也无效，反致病情加重。现症见：咳喘又作，胸闷气急，喘促加剧，面色苍白，全身水肿，喘咳倚息，胸闷心悸，四肢厥冷，冷汗出，烦躁不安，小便清长，大便溏薄，伴发紫绀，咳吐血痰，舌淡苔白，脉沉细数，心率124次/分钟。证属真阳不足，治宜回阳救逆，方用茯苓四逆汤加味：茯苓30g，炮附子30g，干姜30g，炙甘草15g，桂枝15g，高丽参12g。用法：浓煎，少量频服。

复诊：服药1剂，汗止阳回，四肢转温，咳喘减轻，烦躁止，脉搏96次/分钟。继服上方15剂，诸症减轻，调治而愈，能参加轻微活动。

评析：关于冠心病、风心病、肺心病等心脏三病的论治，周氏认为该三病均具有"实不受攻，虚不受补"之共同点，强调"有阳则生，无阳则死"。尝谓："心脏三病到后期的共同病机以心、肺、脾、肾阳气不足、命门火衰为本，邪气有余为标，形成本虚标实之疾。温阳祛邪，方可收功。"

对于冠心病常用通阳化浊法，多用瓜蒌薤白半夏汤加味；风心病多用温阳化饮、补虚散寒法，多用木防己汤加减；肺心病用宣上运中、导水下行、前后分消法，多用己椒苈黄丸治之，且常于三方中加入附子温肾助阳。如出现四肢厥冷，大汗淋漓，面白唇淡，呼吸微弱，声音低微，舌淡苔白，脉微欲绝之危证，必回阳救逆，以挽命于顷刻。常用茯苓30g，附子15g，干姜12g，党参15g，炙甘草12g，桂枝30g处治，已成套路。桂枝为通心阳之佳品，附子为温肾阳之主药，两药合用，一温一通，每能收效。心悸者重用桂枝、茯苓、炙甘草；脉迟酌加麻黄、细辛；脉细数者重用参、附，酌加五味子、麦门冬；脉结或代者重用炙甘草。

（2）李某，女，35岁，农民。素阳不足，外感寒邪，发热恶寒，寒多热少，入夜尤甚，常增被而不暖。初用辛凉解表，继用苦寒泻下，以致病重，卧床不起已三月矣。症见：面色㿠白无华，精神恍惚，形体消瘦，凉汗大出，面颊沟汗满下流，语声低微，气息奄奄，四肢厥逆，六脉欲绝，拟方：茯苓30g，炮附子15g，潞党参15g，干姜15g，甘草15g。

上方2日内连服7剂，汗止足温，六脉来复，继服20余剂而愈。

原按：外感之病，本应解表。但素体阳虚外感风寒者，辛凉解散、苦寒泻下均不宜用。若误用之则伐其脾胃，败其肾阳，必至阴阳俱亡，精神离散，变成坏证。本证前医愈治愈重的原因即在于此。此时急宜温肾中之阳，培土固正、燥脾去湿而温中，庶可挽回。服后果获良效。

（3）亡阳烦躁：故友段某，素体衰弱，形体消瘦，患病年余，久治不愈。证见两目欲脱，烦躁欲死，以头冲墙，高声呼烦。家属诉："初起微烦头痛，屡经诊治，因其烦躁，均用寒凉清热之剂，多剂无效，病反增剧。"症见面色青黑，精神极惫，气喘不足以息，急汗如油而凉，四肢厥逆，脉沉细欲绝。拟方如下：茯苓30g，高丽参30g，炮附子30g，炮干姜30g，甘草30g，急煎服之。

服后烦躁自止，后减其量，继服10余剂而愈（《中医杂志》1965年1期，下同）。

原按：烦躁证，病因颇多，治法各异，有邪在表而烦躁者，治宜清热解表；有邪在里而烦躁者，治宜苦寒清下；此例烦躁，年高体弱，正气素亏，真阳衰败，加之久病误服寒凉泻下，伐其肾阳，败其脾胃，正虚阳亡，则大汗出；汗出多别不仅亡阳，亦亡其阴，阴阳不相顺接，则四肢厥逆；真阳欲绝，无阳鼓血脉运行，脾胃衰败，不能生血，则脉细欲绝。

盖神发于阳而根于阴，阴精者，神之宅也。故阳气升，阴精不足以济上阳之亢则烦；阴气降，阴虚无阳以济之，阳根欲脱，则躁。本例微阳飞走，本根欲断，故生烦躁。仲景说："发汗若下之，病仍不解，烦躁者，茯苓四逆汤主之。"故用此方回阳固正。阳壮正复，腠理固密，其汗自止。用此方而不用四逆者，以四逆为回阳抑阴之剂，无补虚之功。不用四逆加人参汤者，以兼有烦躁欲死之证，故以茯苓为君，补脾以止烦。恐药轻不能挽垂绝之阳，故以大剂，频频饮之，疗效颇速。

2. 真武汤

大汗亡阳：张某，男，34 岁，1963 年 8 月 17 日初诊。素体虚弱，外感风寒，服解表药后高热退，但午后潮热不退，继服辛凉解表之剂，则发热渐高，持续不退，又投凉药泻下，则大汗不止，诸法救之无效，抬院诊治。症见：形体消瘦，精神萎靡，汗出如雨，担架衣被浸湿，低烧仍不退，筋脉拘急，眩晕不能站立、二便均无，四肢厥冷，脉沉细。此表阳不固，虚阳外越。治宜温阳固表，处方：炮附子 60g（先煎），白芍 60g，白术 60g，茯苓 60g，生姜 30g。

大剂频频饮之，汗出稍止而神气复，继服上方 7 剂，汗止，发热随之亦退（中医杂志 1978 年第 12 期）。

> 原按：发热之证，解表除热为正治之法。若长期服用解表药不解者，必须求其病源，治其根本。若辨证不明，妄投清热解表之剂，最易伐伤其阳，阳亏腠理失于固密，则大汗出矣。汗大出则伤阴伤阳，乃致过汗亡阳，虚阳外越。故用《伤寒论》真武汤，方中苓术培土制水。据临床体会，白术有较好的止汗作用；白芍、生姜补营而和卫；附子回阳益火，故能补营和卫，温阳固表以止汗。

二、泄泻

茯苓四逆汤

李某，女，22 岁。久有下利病史，经常腹疼肠鸣，大便日四五次，状若清谷而少臭，食后腹胀，经常少腹发凉疼痛，腰痛如折，面色青黑，精神极惫，舌白多津，眼睑经常水肿如卧蚕状，四肢常厥冷，身有微热，反欲增衣，月经淋漓，白带多，六脉沉细。处方：茯苓 30g，炮附子 21g，干姜 15g，甘草 12g，赤石脂 30g，肉桂 9g，砂仁 9g。

连服 20 余剂而愈。

> 原按：此病由于久泻，伤及肾阳，脾湿下陷。肾阳衰败，则四肢常冷；阳不足而不能腐熟水谷，则下利淡薄无臭，状若清谷；水湿内停，阳不化气而出现水肿；虚阳外脱，故有微热，而反近衣；正弱不能固，则经血淋沥；湿邪郁滞，而为白带。初用四逆汤以温阳抑阴，服后即愈，停药又发，此正气虚极，故改用茯苓四逆汤大补元阳，兼固正气。因其肠滑下利不止，故加赤石脂以固涩，肉桂、砂仁以燥脾健胃而壮阳。

三、疟疾

茯苓四逆汤

马某，82 岁。久患疟疾，触邪而发，六脉沉弦，寒热往来，发作有时。发则高热谵语，胸满闷而痛，曾用大柴胡汤治疗，服后下利虚脱，急请抢救。症见：虚脱，倒卧于地，面色脱落，下利黑屎满身，牙关紧急，不能言语，仅有微息，六脉沉微欲绝，四肢厥逆。拟方：茯苓 30g，炮附子 24g，炮干姜 15g，人参 15g，甘草 15g。急煎服之。

1 剂泻止足温，能言气壮，六脉来复。继服 3 剂，疟疾亦随之而愈。

> 原按：《黄帝内经》说："邪之所凑，其气必虚；真气内守，病安从来。"高龄患疟，感邪即发，标为热象，本为内虚，误服泻下，必伐其正。肾中真阳飞走，脾败下利，正虚阳亡，则厥逆脉绝，已现虚脱之象。茯苓四逆汤壮肾阳、补脾胃，阳气来复，正气壮盛，正复而邪自去，故疟亦随之而愈。

> 评析：以上多案，均用茯苓四逆汤为主治之，周氏善用本方，其体会如下：
> 茯苓四逆汤主治，仲景仅提出汗、下后"烦躁"一证，而分析其内容，确包括了四逆汤、四逆加人参汤、干姜附子汤 3 个方剂的药物。四逆汤具有回阳救逆的功能，主治少阴病厥逆，恶寒蜷卧，下利清谷，腹疼吐利，脉沉等证，乃阳虚阴盛阳亡之证，故急以姜、附回阳。

此方比四逆汤多茯苓、人参二味，茯苓能补脾渗水利湿，人参补益气血。四逆汤纯为回阳，本方兼以固正矣。

干姜附子汤治疗汗、下之后，"昼日烦躁不得眠，夜而安静，不呕不渴，脉沉微"之证，乃汗、下后阳虚阴盛，势急而病轻，故仅用干姜、附子二味，不用甘草，扶阳以抑阴。

茯苓四逆证，虽亦发于汗、下之后，但阳虚而正亦虚，势缓病重，故用大剂复方，扶阳以补正。四逆加人参汤比茯苓四逆仅少茯苓一味，主治"恶寒脉微而复利，利止，亡血也"之证，本方为阳亡正亦虚而设，故加人参以固正。阳虚者，由于寒盛；正虚者，源于脾弱。寒则多为水邪克火，脾弱多为水湿不化，故茯苓四逆汤乃以茯苓为君，伐水补脾而利湿。其力较以上三方为缓，而具有三方之总合作用，并有利水去湿之功，临床运用范围较上三方为广，具体而言有3点体会：

（1）茯苓四逆汤温肾而燥湿，补虚而回阳，凡眼疾、下利、疟疾等病，只要具有四肢厥逆、脉沉微欲绝或浮弦、面青黑无华、舌白多津等肾寒、脾湿、正虚、阳弱证候者均可用茯苓四逆汤，温肾而燥湿，补阳而固正。

（2）病有轻重之不同，证有缓急之别，故在用药上也必须灵活加减，方能切中病机。如阳亡正虚烦躁之证，可重用人参以固正、茯苓以去烦；阳亡正虚的虚脱证，可重用附子、人参以温阳固正；久利不止，虚寒滑脱，可加赤石脂以固涩；癫狂后期，病转虚寒，可加龙骨、牡蛎以潜阳敛神；虚寒眼疾，血不充目，可加芍药、首乌以补血疏肝；若外感久不愈，阳弱正虚，可加桂枝、柴胡以疏利去邪等。

（3）吾平生喜用温剂，尤常用附子、干姜二药，对某些重证，每能应手取效。附子辛温，通行十二经，《神农本草经》列附子为下品；干姜燥烈，最易耗伤津液。但若用于寒证，切中病机，病虽危急，每收立竿见影之效。若辨证不明阴阳表里、虚实寒热，治热以热，就不可避免要发生副作用。

四、臌胀

真武汤合理中汤

陈某，男，54岁。因嗜酒过度，生活不调而致发腹胀。初起腹部胀大，按之柔软，继则病势加重，按之坚硬，不能饮食，多医诊治无效而就诊。

证见面色黧黑,神采困惫,呼吸喘促,腹大如鼓,扪之坚硬,脐心突出,脉络显露,四肢消瘦,肌肤干燥,大便溏薄,色呈灰黑,小便短少,胸脘胀闷,不能饮食,四肢厥冷。舌苔白腻,脉弦大无力。此阳虚湿停,治宜温阳祛湿,处方:炮附子30g(先煎),干姜30g,潞党参30g,泽泻30g,白术30g,茯苓60g,大腹皮45g,甘草12g,生姜15g。

上方服5剂,阳复足温,小便通利。增利水之药茯苓、桂枝等,继服20余剂,诸症好转,后以益气养血,健脾疏肝药物调治,5个月后随访,已能做轻微劳动(中医杂志1978年第12期)。

原按:脾阳不振,水蓄不行,则腹大胀满。中阳不运,故胸闷腹胀。寒湿困脾,伤及肾阳,不能温阳化气,则小便少而大便溏,肢厥脉大。治脾宜燥湿,补肾当温阳。肾暖脾燥,功能健运。此时最虑肾阳之败,当扶阳为主,利湿为辅,故用温阳扶正,燥脾祛湿,兼以通利之品,使阳壮而水去,病自向愈矣。

评析:所用之药含真武汤合理中汤之意,但去掉白芍防其敛阴,加泽泻利水,大腹皮消胀治标。

五、癫狂

茯苓四逆汤加龙牡

(1)唐某,女,43岁。1964年2月15日初诊:原患痫证,当年元月其子失踪,思想极为忧思纳闷,出现神情呆滞,喜静喜睡,继则昏不知人,语无伦次,神志恍惚,两目直视,心悸易惊,悲伤欲哭,诊治无效。症见面色青黄,四肢厥逆,汗出短气,倦怠无力,遗尿常湿衣裤,舌白多津,脉沉微无力。此属阳衰正弱,心神失养之证,治宜温阳扶正,镇惊敛神:茯苓30g,牡蛎30g,人参9g,干姜9g,甘草12g,白术15g,桂枝15g,龙骨15g,炙附子15g。上方服3剂,手足转温,原方加黄芪30g,白芍30g,继服14剂,诸症悉减,但仍遗尿,原方增附子为30g,服4剂而愈。

评析：周氏对治疗癫狂之证积累了丰富的经验，尝谓："癫狂之疾，属热证者有之，属寒者亦为常见。"缘于脾气不伸，运化失调，痰浊内生，痰气上逆，蒙蔽清窍，正阳不足，运化无权，以致浊阴填塞于上，亦能发病，故每见沉默痴呆，语无伦次，时悲时喜，四肢厥冷，六脉沉微，汗出遗尿等阳虚之证，治疗即以温肾补土，助阳扶正。周氏常用茯苓 30g，牡蛎 30g，龙骨 30g，炙附子 15g，潞党参 15g，干姜 15g，甘草 9g 为基本方，若痰盛者瓜蒂散先吐之，再以上方加陈皮、半夏治之。语无伦次，时悲时喜者加代赭石、磁石潜阳安神；气短声微加黄芪，汗出不止加白芍，并用金匮肾气丸以善后。

（2）李某，女，41 岁。因和爱人争吵而发病，初起喧扰不宁，躁狂打骂，动而多怒，骂詈日夜不休，经医用大剂大黄、芒硝泻下，转为沉默痴呆，舌白多津，语无伦次，心悸易惊，头痛失眠，时喜时悲，四肢厥冷，六脉沉微。处方：茯苓 30g，党参 15g，炮附子 15g，干姜 15g，甘草 12g，牡蛎 30g，龙骨 15g。

服 3 剂后，神志清醒，头痛止，四肢温，改用苓桂术甘汤加龙骨、牡蛎，服 10 余剂而愈。

评析：癫狂之病，多属实热之证，病机多为气郁痰火，治疗多以镇心安神、涤痰清热、解郁散结等法。但周氏认为："癫狂之疾，属热证者有之，属寒者亦为常见。"缘于脾气不伸，运化失调，痰浊内生，痰气上逆，蒙蔽清窍，正阳不足，运化无权，以致浊阴填塞于上，亦能发病，故每见沉默痴呆，语无伦次，时悲时喜，四肢厥冷，六脉沉微，汗出遗尿等阳虚之证，治疗即以温肾补土，助阳扶正，水邪痰饮伏留，故以茯苓渗湿利水，水邪去尽，神志自清。本案即为例证。周氏常用茯苓四逆汤为基本方，若痰盛者瓜蒂散先吐之，再以上方加陈皮、半夏治之。语无伦次，时悲时喜者加代赭石、磁石潜阳安神；气短声微加黄芪，汗出不止加白芍，并用金匮肾气丸以善后。

六、睾丸肿痛

乌头桂枝汤/当归生姜羊肉汤

杨某，男，32 岁。1965 年 3 月 10 日初诊。因寒冬涉水，兼以房事不节，诱发睾丸剧痛，多方诊治无效而就诊。症见面色青黑，神采困惫，舌白多津，喜暖畏寒，睾丸肿硬剧烈疼痛，牵引少腹，发作则小便带白，左睾丸偏大，肿硬下垂，少腹常冷，阴囊汗多，四肢厥冷，脉象沉弦，此乃阴寒凝聚，治宜温经散寒。处方：炮附子30g（先煎），白芍30g，桂枝30g，炙甘草30g，生姜30g，黄芪60g，大枣12枚。12剂。兼服食疗方：当归120g，生姜250g，羊肉1000g。

上方服后，阳回痛止，参加工作（中医杂志1978年第12期）。

原按：涉水受寒，寒湿凝滞，聚于三阴，加之房事不节，伤及肾阳，内外相因，发为寒病。仿《金匮》抵当乌头桂枝汤治之，方用附子以治沉寒痼冷，桂枝汤以补营疏肝。辅用当归生姜羊肉汤以温血散寒，补益气血，使阳旺血充，经脉疏畅。由于病深寒重，不用重剂，难起沉病，嘱其大剂频服，短兵相接，故获良效。

评析：本案投乌头桂枝汤，不用乌头改用附子似为避开乌头之峻。辅以当归生姜羊肉汤食疗亦很得当。

七、肠痈

薏苡附子败酱散

张某，男，23岁。由饮食不节而诱发腹痛，发热呕吐，继则腹痛转入右下腹，经西医诊断为急性化脓性阑尾炎，先后用抗生素等药物治疗，疼痛持续不解，发热呕吐，建议手术治疗，因家属不愿而求诊于周氏。症见面色青黑，神采困惫，右少腹持续疼痛，阵发性加剧，畏寒发热，剧痛时四肢冰冷，右少腹有明显压痛、反跳痛及肌紧张，包块如掌大，舌黄有津，脉滑数。此属寒湿热郁结，治宜温阳祛湿清热：薏苡仁90g，炙附子30g（先煎），败酱草30g，浓煎频服。上方服后疼痛大减，呕吐止。4剂后体温正常，但余留右少腹下包块不消，继以上方服20余剂包块消失而愈。

原按：周氏谓："肠痈是内痈，气血为毒邪壅塞不通所致，若气血畅通，痛无由生，而气血的运行依凭着阳气的鼓动，今阳郁湿盛，气血不能畅流，是其主要病机之一。"周氏并不全用温阳，强调辨证施治，据临床所见，初以发热、呕吐、腹痛为主，而其疼痛阵发，脚蜷屈，时呈肢厥，舌多白腻，有津不渴，若转为慢性则多见寒湿之象，他提出了热可清，寒可温，湿宜燥的治疗原则，据证凭脉，灵活施治，多能取效。

肠痈之病血象多高，周氏谓："疾病的发展过程并非固定不变，今血象虽高而呈寒象，就应温阳散寒，仲景立温阳之法，热药治之收效。"总结60余年经验，用仲景薏苡附子败酱散治疗急慢性肠痈，辨其证有寒湿证者屡见速效，附子用量30~45g（先煎），薏苡仁90g，败酱草30g，若腹痛甚加白芍30g，大剂频服，乃药少性猛，功专力宏。曾诊治数百例患者，每收捷效。

八、疗毒

麻黄真武汤

（1）张某，男，64岁。因使用疫死牲畜之皮后，右手食指尖部起小疱疹，接着溃破，色呈黯黑，多痒少痛，周围触之坚硬，继则患部剧痛，疮面流水无脓，发热，脉弦紧。此疫毒侵入，阳虚水泛，不能发泄于外。治宜温阳发汗利湿，方用：茯苓30g，白术15g，白芍15g，麻黄15g，炮附子24g。服2剂后，汗出热退，疼痛减轻，伤口流出黯黄色毒水。继服上方去麻黄，加黄芪30g，疗出而愈（《上海中医药杂志》1982年第5期）。

评析：历代方书多认为疗疮为火毒结聚，治疗多以清热解毒为主。周氏遵《黄帝内经》"气血喜温而恶寒，寒则泣不能流，温则消而去之"之旨，认为"诸毒皆以外发，外发则吉，内陷则凶"。尝谓："吾非据方以对病矣，用温阳治疗必据其有阳虚之证。阳证疮疡多红肿高大，舌多黄燥，脉多数大等；阴证其病则色晦黯，疗坚硬，伏于筋骨之间；舌多白或腻，口中多津，脉多浮缓或浮紧。走黄时脉浮乃正虚阳脱之象，故其病机属寒湿郁结者居多。"他提出"毒在血中蕴，温化邪自除"的治疗原则，多选用温经散寒、通阳破结、补营托毒、燥脾祛湿之剂。临床常选用炮附子、白芍、白术、茯苓、麻黄等，编者将此方命名为麻黄真武汤。

（2）唐某，女，41岁。水湿中作业，左手拇指生一小疱，麻木作痒，继则红肿疼痛，翌日其肿更甚，痛如锥刺。诊见面晦，恶寒，发热，无汗，肢节疼痛，语声低颤，苔白多津，脉象弦紧。指尖发疗，指肿倍增，乍看红肿，细审晦暗。诊为水邪内侵，阳虚脾湿，治宜温阳利水，发散寒邪，方用真武汤加麻黄：附子15g，麻黄15g，白术15g，白芍15g，生姜15g，茯苓30g。2剂后，戛然汗出，寒热俱退，疼痛全止。原方去麻黄，加黄芪30g。2剂后，溃流毒水而愈。

评析：周连三先生认为阳虚型疔毒发病机制属寒湿郁结，倡用真武汤治疗，浓煎频服。因寒湿之邪郁于人体，同时重加麻黄以散表邪，其用量不能少于9g，量小则固而不发，多者可用30g，戢然汗出，屡见速效。若汗出脉缓，颈项拘急者，不可用麻黄，可加用葛根、黄芪，增加白芍用量，以补营托毒外出，例如下案。疼痛较甚者，重用附子可达30g。

（3）马某，男，35岁。从事屠宰工作而致右手中指生"疔"，初起一小疱，麻木作痒，微觉恶寒，翌日恶寒更甚，发热，指肿倍增，剧痛，诊见右手中指指眼处，晦晦而暗，汗出，肢节疼痛，面色无华，精神疲倦，苔白多津。脉浮缓无力。诊为阳虚湿毒郁结，治宜温阳利水，方用真武汤加葛根：附子30g，葛根30g，白术30g，白芍30g，茯苓30g，生姜15g。上方服后，汗出痛减；5剂后，疮面溃破，流出灰黑毒水而愈。

九、脱疽（血栓闭塞性脉管炎）

真武汤合活络效灵丹

徐某，男，57岁。1969年4月13日诊治。1967年因严冬涉水，受寒冷刺激而诱发左下肢发凉、麻木、跛行、疼痛，色变黯紫，确诊为"血栓闭塞性脉管炎"，后于某医院做左侧下肢腰交感神经节切除术，服中西药均无效，有40年的吸烟史（每天一包以上）。症见四肢麻木凉困，剧烈疼痛，夜难成眠，痛时发凉，暖则稍减，左下肢呈潮红，抬高苍白，下垂黯紫，左第二、第四趾尖部干性坏死，其他足趾黯紫，趾甲干枯不长，肌肉萎缩，汗毛脱落，肌肤枯槁，左腿肚围长29.5cm，右32cm，腿不能伸直，左足背、胫后、腘动脉均消失，合并浅表性静脉炎。形体消瘦，面色青黑，舌质淡，苔薄白，腰背痛，小便清长，脉沉迟细，血压140/88mmHg。证属阳虚正亏，脉络瘀阻。治宜温阳益气，通瘀活血：炙附子30g，干姜30g，潞党参30g，黄芪30g，甘草30g，当归30g，白芍30g，川牛膝30g，乳香9g，没药9g，红花15g。上方服20剂时疼痛消失，35剂时伤口愈合，共服116剂，温度恢复正常，行走5千米无跛行感，趾甲汗毛开始生长，肌肉明显恢复，右腿肚33cm，左31.5cm，腘胫后动脉搏动恢复，足背动脉仍无，能参加工作。

评析：周氏认为脱疽之证是由于心阳不足，功能紊乱，影响到气血运行，气滞血瘀，当寒邪内侵，肾阳式微，一派寒象相继出现。心肾失调，肝郁不舒，则经络阻塞，气血不通，不通则痛，诸症丛生，此乃心、肝、肾三经之证，病属阴证范畴。治疗主张以温肾舒肝，通阳复脉之法。常用白芍30g，白术30g，茯苓30g，炙附子30g，桂枝30g，潞党参30g，干姜15g，甘草15g，黄芪60g，治疗各种脱疽多能收效。疼痛甚加麻黄；湿重加苍术、薏苡仁；病在上肢增桂枝，病在下肢加牛膝，气血瘀滞加桃仁、红花、水蛭、乳香、没药；有发热者去干姜，但附子不可去，否则无效。周氏曾报告6例脱疽治验，发表于《中医杂志》1965年第9期。据介绍，6例患者均有受寒史，症状多表现为"黑、冷、痛、硬、肿、烂"，经用真武汤加味治疗后，1例截肢，5例黑、冷、痛均消失，足部趺阳脉恢复正常，坏死溃烂者愈合，均参加工作。服药最少者22剂，最多60剂。

十、胎胀

附子汤

张某，女，22岁。妊娠6个月，经常少腹冷痛，又感受寒邪，引起巨痛，腹胀如鼓，不能入眠，微觉恶寒，小便清长，大便溏薄，剧痛眉皱，舌白多津，四肢常冷，痛时尤甚，脉弦有力。此乃肾寒阳微、胞宫失于温煦，治以温经散寒，扶阳抑阴，方用：炮附子30g，茯苓30g，白芍30g，白术30g，潞党参15g。

上方服后，疼痛止，胀满减，少腹仍冷。继服上方10余剂，诸症悉除，至10月顺产一男婴（《河南中医学院学报》1979年第3期）。

原按：此案由于肾阳衰微，胞宫失于温养，故少腹冷痛。阴寒之气壅遏于内，则腹胀肢冷。微恶寒发热者为阴盛格阳之证，病机属虚寒。思仲景《金匮要略》"妇人怀孕六七月，脉弦，发热，其胎愈胀，腹痛恶寒者，少腹如扇，所以然者，子脏开故也，当以附子汤温其脏"的论述，用附子汤以温经散寒，益气止痛。治投病机，故能获效。历代医家多认为"附子坠胎为百药长"，故妊娠时很少运用。本案用附子，乃遵《黄帝内经》"有故无损，亦无损也"之旨，辨证正确，治投病机，故有祛邪之功，而无坠胎之弊，何况仲景垂法，证脉分明，焉有不用之理？

十一、虚寒眼疾

乌肝汤

（1）马某，男，55岁。患眼疾已10余年，疼痛流泪，视物不清，目昏红肿，入冬加重，每用抗生素治疗好转，今年入冬来眼疾又发，剧烈疼痛，目赤昏花，服抗生素并外治无效，以中药清热明目之剂治之，效亦不佳，病延月余。症见两目微肿，内有白翳，其泪满眼，睁则下流，疼痛难忍，两目昏花，视物不清，面色青黑，头晕目眩，四肢欠温，舌白多津，脉沉弦。此属阳虚寒盛，经脉失养，治宜温肾健脾，疏肝养血。茯苓30g，何首乌30g，附子15g，党参15g，白芍15g，干姜12g，甘草9g。服药3剂，疼痛止，继服上方加桂枝15g，白术15g。6剂翳退病愈（黄文东. 著名中医学家的学术经验. 长沙：湖南科学技术出版社，1981）。

评析：周氏曾说："我30年前治疗眼疾多用清热泻火滋阴之剂，以为眼疾全为阳热之证，而无虚寒之理。后治眼疾，一遇虚寒，多治不愈。"清·黄元御说："窍开而光露，是以无微而不烛，一有微阴不降，则雾露暖空，神气障蔽，阳陷而光损矣。"昔时周氏阅《黄氏医书八种》，见其创用乌肝汤（即茯苓四逆汤加白芍、桂枝、首乌）治疗眼疾，即合书不观，以为眼疾全为阳热之证，而无虚寒之理也。后治眼疾，一遇虚寒证，多治不愈。又细阅黄氏方书，细审其理，才知前者之非。自此以后，治疗眼疾，若辨证为虚寒者，每用茯苓四逆汤加减治之，疗效确为满意，本案即为例证。若痰湿偏盛而血虚者赏用苓桂术甘汤加当归、川芎治之。

（2）姬某，女，45岁。乳子年余，月经淋漓不断，经量过多。继发眼疾，目昏，视物不清，剧烈疼痛，特来求治：眼目红肿，内有白翳，其泪满眼，睁目则下流，剧烈疼痛，头晕目眩，面色青黑，舌白多津，精神萎靡，肢节困痛，腰疼如折，腹痛如绞，四肢欠温，六脉沉弦。

分析本案，经血过多，淋漓不断，经血下注，血不充目而致病。脾统血而肝藏血，木气不达，土虚失统，则经血陷流；阳虚不能温运四肢则厥逆；腰为肾之府，肾寒失温则腰痛；眼目红肿，内有白翳，睁眼即流水，此为阳虚不能温阳化气，证属虚寒，宜温肾阳、补脾胃、疏肝木、止血补荣。处方：茯苓

30g，桂枝 15g，炮附子 15g，干姜 15g，首乌 15g，白芍 15g，甘草 15g，党参 15g。

服药 2 剂，痛止，月经恢复正常，改服苓桂术甘汤加白芍、首乌、丹皮，4 剂翳消病愈。

☙ 曾 辅 民 ❧

曾辅民（1935—2009），成都中医药大学副教授。勤求古训，思经求旨，博采众说。崇尚仲景学说，认为中医临床的根基就在仲景理论。临床中学不离《伤寒》，用不离经方，偶尔辅以时方。万病不离乎六经，在六经辨证理论的指导之下，擅以经方治疗疑难杂症，观脉察证，析机辨微，收到显著效果。尤其对经方针对病机之精微处、经方配伍的细微精神以及用药过程的剂量变化，体悟深刻。擅用乌附、姜桂，药味精而剂量重，颇有经典火神派风格。本节病例主要出自《擅用乌附——曾辅民》《四川名家经方实验录》等书。

曾氏使用姜、附的心得归纳如下：

（1）运用指征：面白，舌淡有齿痕，舌面有津，畏寒肢厥，便溏或秘，或便溏便秘交替出现。

（2）用量问题：应视病之轻重、阴寒程度决定用量。一般应从小量开始，确认辨证无误，药后无效或效微就加量，脾肾阳虚者每次加量20g左右。

姜、附大剂量用后通常有两种情况：一是口苦舌燥，喜饮冷者，是温之太过，应停用，改用滋阴化阴之剂。二是药后出血、便泻、身痛、痰多、水肿等，是药量与阳虚阴盛之程度相吻，不要更改药物，继续加量效果最好，上述反应二三日自愈。

（3）单用大剂量乌头或附子时先煎一小时，乌附同用时先煎两小时，一般不用防风、蜜糖，只有解毒才用；黑豆只是用川乌时才加。用解毒药虽是万无一失的措施，但同时会影响疗效。附子、川乌、草乌用量30g以上，算为大剂量。蜂蜜和蜂糖都差不多，一般最后兑入。

一、感冒

麻黄附子细辛汤加味

王某，女，51岁。恶寒，流涕，神倦欲寐，咳嗽，寐多。当日气温31℃，尚穿两件衣服加背心。脉沉细微弱，舌淡痕显。已病1周，经输液抗炎药治疗，烧虽退，仍恶寒，咳剧，痰多，胸闷，身痛不减，此太少合并之证。予以太少两解加豁痰之剂：方药：麻黄15g，附子100g，北细辛15g，干姜30g，苍术30g，五味子15g，炙甘草30g。3剂。

二诊：恶寒、倦怠欲寐消失，咳嗽明显好转。唯痰多，神气未复，脉仍沉细，舌淡，咳声不扬，痰咸。用温化之法治之：方药：附子70g，干姜15g，生姜60g，法半夏20g，茯苓20g，五味子15g，北细辛15g。3剂。

三诊：神复气爽，痰已极少，偶感咽痒而咳，尚感背冷腰酸。予以半夏散薏苡附子散治之。

评析：此例感冒除太少合并病机之外，尚有痰湿壅盛之兼症，故用麻黄细辛附子汤另加干姜、半夏、茯苓、五味子温化痰饮，俱系仲景章法。曾氏凡用附子、川乌、草乌均常规先煎2小时去毒，各案均如此，以下案例不再提示，请读者注意。

二、不寐

潜阳丹

蒋某，女，54岁。不寐有年，阴阳两虚。养心安神、滋阴潜阳之剂遍用不效。寝食几近于废，时觉上火之症状（如经常起口疮，常觉咽痛等）而购中西成药清火之剂服用，近几日益觉难寐，虽寐亦浅并时间短（2~3小时），手脚心热，身阵阵发热，便干，尿热，舌红有津，边有齿痕，脉沉细数。此虚阳外越之不寐也。以四逆汤加龟板、肉桂、砂仁治疗：附子60g（先煎），干姜40g，龟板20g（先煎），肉桂10g，砂仁25g，炙甘草20g。5剂。

二诊：入睡改善，可睡熟5小时，予原方加重附子、干姜用量：附子80g（先煎），干姜60g，龟板20g（先煎），肉桂10g，砂仁25g，炙甘草20g。5剂。

三诊：药后已整夜睡眠香甜，余症若失，舌仍淡，脉沉已起，与温补之剂为丸，长服善后。

原按：阳入于阴则寐，不寐症总的病机不出阳不入阴。然导致阳不入阴的原因又各不相同，或因于阳或因于阻隔。具体分析不外阴虚阳浮，相火无制；痰湿、瘀血、水饮等病理产物阻滞不通；阴盛阳虚，逼迫虚阳外越不得内入。此例即属于虚阳外越之候。认证既准，方药中的，因此效如桴鼓。

评析：此证不寐见有手脚心热，身阵阵发热，便干，尿热，舌红有津，脉沉细数，极易判为阴虚内热。但养心安神、滋阴潜阳之剂遍用不效，提示恐非阴虚，结合舌边有齿痕，断为"虚阳外越之不寐"，确实经验老到。所用四逆汤加龟板、肉桂、砂仁，已含郑钦安潜阳丹之意，亦有吴佩衡大回阳饮之意。

三、心烦、失眠

桂甘龙牡汤

杜某，女，54岁。心烦，情绪低落，叹息不止。胸闷，整夜不眠，时有汗。神差，手足麻木颤抖，舌淡、脉数大。2周前因受精神刺激而现此症。症属阳气虚极，心阳危急之症。用桂枝甘草汤加味处之。又防其奔豚发作，加山萸肉以防脱，可谓大包围了：桂枝50g，炙甘草50g，龙骨30g，牡蛎30g，茯苓40g，五味子15g，山萸肉30g，大枣15g。4剂。

药后稍有好转，守方加大剂量。以心为主，加附子补肾使肾水化阴上济于心，免得大剂量桂枝伤及心阴。为防脱用茯苓、五味子收敛肺气，使肝肺升降不失控。处方：桂枝50g，炙甘草50g，山萸肉40g，附子100g（先煎），龙骨30g，牡蛎30g，茯苓30g，五味子20g，大枣20g。4剂。

药后，心烦、失眠、多汗陆续好转，精神食欲转佳，舌淡，脉大无力明显改变。守方：桂枝100g，炙甘草60g，山萸肉50g，茯苓50g，大枣20g，附子100g（先煎）。4剂。药尽而愈。

四、胃胀

四逆汤加味

（1）郑某，女，38岁。胃胀而冷，舌淡有痕，脉沉细，呃气亦冷。素为脾肾阳虚之体，予以大剂温散之品治之：沉香5g（冲），肉桂10g（后下），附子80g（先煎），干姜40g，炙甘草40g，西砂仁20g，炮姜30g，川乌30g（先煎），吴茱萸20g。3剂。

药后胃胀、冷明显减轻。频呃，心下痞满。饮停阻降，且肉桂、吴茱萸虽有散寒之功，但俱向外向上，于胃降不符，因而去之，守方加桂枳姜汤：桂枝30g，枳实10g，生姜20g，沉香5g（后下），附子80g（先煎），北细辛15g，川乌 30g（先煎），法半夏 20g，赭石 30g。3 剂。药后心下痞满解除，胃气下降，呃除。

原按：肉桂：《本草求真》曰：体气清阳，既能峻补命门，又能宣上走表以通营卫，非若附子虽辛而兼苦，自上达下只固真阳。识此：阳气外越不宜用或轻用！

（2）孟某，女，42 岁。胃胀 3 日，胃脘冷且局部发凉，不饥、不食，呃出之气亦冷，身重难受，舌淡脉沉细。予以温散解沉寒痼冷之剂：附子 150g（先煎），干姜 100g，炙甘草 60g，肉桂 10g（后下），沉香 5g（冲），西砂仁 20g，川乌 30g（先煎），黑豆 50g，吴茱萸 20g。3 剂。

药后胃冷、呃气、发胀等均消失。

患者系十余年之老病号，素体阳虚阴寒偏盛，曾重用 300g 附子予以挽救，故首剂即予大剂温阳散寒之品。

（3）胡某，女，33 岁。素体脾肾阳虚，现胃胀难忍，不思食，畏寒。面时烘热，发红。舌淡，脉沉细弱。此阴盛格阳之证，由胃寒太盛致使肾阳亏虚而格阳于外。此种病例时常可见，予通脉四逆汤治之，辅以橘枳姜汤利咽：附子 70g（先煎），吴茱萸 20g，干姜 100g，炮姜 20g，炙甘草 20g，陈皮 30g，枳实 5g，生姜 30g，葱头 5 个，白芷 20g。2 剂。药后胃胀消失，戴阳证明显好转，继续调之。

评析：案在阳虚同时，兼见气逆而呃之症，故在四逆汤、川乌温阳基础上，再加理气降逆之品如砂仁、沉香、橘枳姜汤，兼证不同，佐药有别。

（4）胡某，女，66 岁。胃胀，反复 40 年，自觉胃冷，时食少或不思食。经常便秘，医家常用味苦之药治之，药后则泻下，近年吃苦药也已不效。脉沉细微，舌淡透白，此陈寒痼疾，阳虚极甚，方药：附子 150g，干姜 100g，炙甘草 60g，肉桂 20g，生黄芪 40g，西砂仁 20g。3 剂。

二诊：药后胃胀消失，偏稍感微胀，生冷、清热食物全忌。确实，胃病应"节其饮食，适其寒温"。因便秘，此方加半硫丸加味。

评析：经云"脏寒生满病"，正此症也。曾氏认定脾肾阳虚病机，以大剂四逆汤加肉桂、生黄芪为治，3 剂即获显效，除砂仁外未用一味理气之品，信是高手。

五、胃痛

大建中汤

（1）尹某，女，55岁。胃冷、胀痛。舌冷，脉沉细。处方：干姜40g，炙甘草50g，蜀椒10g（去油），饴糖30g，川乌30g（先煎），蜜糖30g。3剂。药后胃痛消失，冷、胀明显减轻，续以温中散寒之剂调治。

（2）申某，女，23岁。胃腹痛胀且冷1日，呻吟不已。便秘，怀孕已3个月。因惧流产拒绝西医处治而来。表情痛苦，肢冷面白，舌淡脉沉细。此属脏厥重症，采用大辛大热之姜椒建中散寒；寒湿所盛治以姜、附之辛热；更佐以硫黄助命门之火，激发元气；兼以半夏、杏仁、肉苁蓉降气通便，助胃和降：蜀椒10g（炒去油），干姜50g，附子50g（先煎），法半夏30g，制硫黄20g，肉苁蓉30g，杏仁20g（打泥）。2剂。嘱2小时服1次，6小时服1剂。服药一次痛胀大减，便亦通下。幸矣！

（3）胡某，女，33岁。剑突下疼痛3日，不胀、不呕、不呃，痛处呈下长方形，痛处拒按。面色㿠白，神倦，眠差，大便不成条，脉沉细，舌淡，素为肾虚胃寒之体。思之良久，多由寒郁而致，以散寒之法治之：蜀椒10g（去油），干姜40g，饴糖30g，炙甘草20g。1剂。数日后，因他病就诊，称服第一次药后半小时，疼痛即除。

> 原按：此乃大建中法，用蜀椒、干姜大辛大热之品，温中散寒，饴糖、甘草温补脾胃。若不用甘草代人参效果可能更好。甘草虽补脾，但是药性缓了。寒伤阳气，用人参补气，原方更好！

六、胃酸

四逆汤加味

傅某，男，63岁。胃酸8年，近5年终日胃酸，食管、胃有灼热感，西医检查：食管炎，浅表性胃炎。胃不胀，食可，神可。唯脉沉弱，舌淡，以温阳（胃）补肾（阳）之法治之：附子50g，干姜30g，炙甘草30g，炮姜20g，西砂仁20g，生姜40g。4剂。

四诊：此前已诊3次，胃酸减轻明显，灼热亦减。调整处方：附子60g，干姜40g，炙甘草40g，桂枝30g，肉桂15g，沉香5g（研冲），炮姜20g，吴茱萸20g，茯苓30g，薏苡仁30g。3剂。

药后胃酸及灼热感消失，仅自觉食道、胃有酸味感觉。

> **评析：** 此例胃酸、灼热8年之症，判为脾肾阳虚，不仅屏除一切养阴清热之药，而且连乌贼骨、瓦楞子等所谓制酸套药也不选用，专力以四逆汤加二桂（桂枝、肉桂）、二姜（干姜、炮姜）、吴茱萸等温药投治，颇显"治之但扶其真元"的扶阳理念。

七、呃逆

甘草干姜汤加味

（1）李某，女，43岁。呃逆2个月。从午后到夜间呃逆频作，气冷，且觉胃、食管冷感数年。舌淡有痕，脉细尺部不显。此胃气垂绝之证，急予温中下气之品治之：干姜60g，炙甘草60g，高良姜30g，荜茇30g，公丁香30g。3剂。

药后呃逆缓解，胃、食管冷感明显好转。

> **原按：** 为何未用一般降胃之品？因为胃寒不降，胃气上逆，胃气已冷，胃寒为矛盾之基础，只有大剂量温胃散寒，药简剂大更效。守方去荜茇（久用耗真气），加桂枝、附子。随访未发。

（2）张某，女，62岁。呃逆，声音时大时小9年。当胃胀时则声大。食可，神可，舌稍淡，有津，脉沉弦。此胃阳不足，胃气上逆所致。处方：炙甘草20g，干姜30g，桂枝30g，西砂仁30g，公丁香30g，吴茱萸20g。3剂。

药后胃适，呃止，胸脘亦适。此据"土败则哕"之论而治。

八、泄泻

桃花汤合附子粳米汤

（1）蔡某，女，19岁。腹泻，日4~5次，肠鸣神倦，无腹痛。食可，畏寒。腹泻已3个月，经肛肠医院内镜诊为弥漫性出血性急性肠炎，市三院病理活检，诊断亦同。形瘦面白，舌淡，脉沉短弱。以桃花汤合附子粳米汤治之：附子40g，干姜30g，粳米30g，赤石脂30g（一半冲服），薏苡仁30g，炙甘草30g。5剂。

复诊：药后腹泻次数逐渐减少，肠鸣减，便血已止。守方：干姜40g，粳米

40g，赤石脂 30g，附子 60g，薏苡仁 30g，法半夏 20g，桂枝 20g，生黄芪 30g，红参 30g，炙甘草 40g。5 剂。

（2）兰某，男，57 岁。腹泻皆在上午，完谷不化，病已一年。神倦，咽干痒不适而咳。心烦，四肢失温，眼睛干涩，眠差多梦，脉沉细关弱，舌淡。此肝寒肾虚五更泻之症，当先治肝，为补肾扫清障碍，嘱次日治咽手术暂缓实施，拟当归四逆加吴茱萸生姜汤合半夏散：桂枝 30g，白芍 20g，炙甘草 20g，大枣 20g，当归 30g，北细辛 15g，吴茱萸 20g（先煎弃水），生姜 30g，砂仁 20g，法半夏 20g，白酒 70mL，炮姜 20g，蜈蚣 2 条。4 剂。

二诊：上方服后，咽痒咽干及咳嗽消失，精神好转。予以四神丸加温肾之品：附子 50g，肉桂 15g，补骨脂 20g，肉豆蔻 30g，五味子 12g，吴茱萸 20g，赤石脂 30g，菟丝子 20g，炮姜 20g，西砂仁 20g，炙甘草 20g。5 剂。

三诊：完谷不化好转，守方再进 5 剂。

四诊：完谷不化消失，泄泻每日 1～2 次，有时尚显滑脱之象。加桃花汤散寒固肠，干姜扶正，粳米补虚：附子 50g，粳米 30g，红参 20g，干姜 20g，炙甘草 20g，补骨脂 20g，菟丝子 20g，五味子 15g，吴茱萸 20g，肉桂 10g，赤石脂 30g，肉豆蔻 30g。5 剂。

评析：此案泄泻判为肾虚五更泻之症，但夹有"心烦""眼睛干涩，眠差多梦"等肝寒之症，曾氏分步治之，"当先治肝，为补肾扫清障碍"，先予当归四逆加吴茱萸生姜汤合半夏散主之，然后转入治泻正题，显出战术眼光。火神派在行扶阳之时，要注意先行疏通内外，"为补肾扫清障碍"，这是一种技巧。曾氏治泻以四神丸、桃花汤温肾涩肠，合入理中汤、附子粳米汤温补脾肾，12 味药中含方 4 首，经方时方并用，显示了套用复方的策略。

九、便秘

四逆汤加肉桂

邓某，女，84 岁。便秘，口苦食少，尿热，神差欲寐，舌淡，脉沉细尺不显。处方：附子 50g（先煎），干姜 40g，炙甘草 20g，肉桂 10g（后下），炮姜 20g。2 剂。其后因咳而就诊，述服上药后症状消失。

原按：此属阳虚便秘，虚阳外越而现尿热，不是心热、实热之证。

十、畏寒

四逆汤加味

丁某，女，48 岁。畏寒一年。夜间睡觉需要穿长裤袜子，否则冷而不适。畏寒腰凉作胀。脉沉弱，重取无根，舌淡神倦。此为阳虚寒湿遏滞之证，予以温补脾肾散寒燥湿治之：茯苓 50g，干姜 50g，炙甘草 30g，苍术 30g，附子 80g（先煎），炮姜 20g，川乌 30g（先煎），生姜 30g。3 剂。

服第 1 剂后出冷汗，味现酸臭，皮肤冷凉，呈阵发性出汗。第 2 剂后两肩出冷汗，皮肤冷凉消失。第 3 剂后面、肩已有热感，守方去掉炮姜，加入沉香、肉桂以温补命门。

评析：此案在阳虚同时，见有寒湿遏滞之证，故以四逆汤、川乌温阳基础上，再加茯苓、苍术等祛湿之品。

十一、戴阳

白通汤

（1）李某，女，51 岁。身阵阵发热，出汗，脸时潮红已三日。舌淡痕显，脉沉细，尺不现。神倦，眼欲闭，无力张目。一周前额上、下颌出疹子，自服玄麦冲剂后片现上症。患者素有肠胃不适之症。此阴盛格阳，药误而成。处方：附子 70g，干姜 40g，葱头 6 个。3 小时服 1 次，2 剂。

复诊：服药 3 次后身热、面红、精神均明显好转。

（2）王某，男，39 岁。身热面红多汗，倦怠，手足心热，脉沉细。舌略淡，多津。此阴盛格阳之证。处方：附子 60g，干姜 40g，炙甘草 40g，西砂仁 20g，肉桂 5g（研冲）。3 剂。

复诊：药后身阵热、面红、多汗皆好转。直予白通汤治之：附子 80g，干姜 60g，葱头 8 个。

评析：本案身热面红，判为"阴盛格阳之证"，先予四逆汤投治，其温阳潜纳之功要缓于白通汤，得效后，坚定原来判识，故曰"直予白通汤治之"，包含一种谨慎。

（3）张某，女，39 岁。身热面热，心下空慌，反复发作一年余。身热面热呈阵发性发作。面白神可易倦。腰酸软，纳、便尚可。舌淡，津多，脉沉细弱。此心肾阳虚，阴盛格阳。予以葱白四逆加桂枝甘草汤：炙甘草 30g，附子 50g，干姜 30g，葱头 5 个，桂枝 30g，琥珀 15g。3 剂。

复诊：身热基本消失，心下空慌消失，精神好转，续予温阳补肾填精。

十二、头痛

吴茱萸汤加味

（1）任某，女，67 岁。心烦头痛 3 个月。头痛则呕吐，经 CT、脑血流检查均正常，每夜寒热往来，大汗，舌淡脉沉细。形足稍倦，夜间难眠，食少。处方：盐附子 50g（先煎），红参 20g，吴茱萸 30g，生姜 30g，大枣 20g，山萸肉 50g，龙骨 30g，磁石 30g，白芷 20g。2 剂，嘱 3 小时服 1 次。开始服仍呕吐，第 2 次服开始好转。次日寒热消失，头痛减，守服 6 剂后痊愈。

原按：此属肝寒日久伤及肝阴（血），寒热之解决靠大剂量之山萸肉。

（2）余某，女，30 岁。头痛 3 年。平时常冷，头顶发冷，痛时加重，心烦，恶心。足趾有水泡，瘙痒，舌淡脉沉细。处方：红参 20g，生姜 30g，吴茱萸 25g，大枣 20g，麻黄 10g，苍术 10g。3 剂。

药后诸症消失。

原按：此案从舌脉看症属虚寒，头顶为肝经循行之处，故断为肝寒。肝寒则疏机不利，水湿疏泄不畅渗于皮成水泡，故用吴茱萸汤解肝寒，用麻术渗利水湿而效。

十三、胁痛

当归四逆汤

杨某，男，58 岁。胁下疼痛，断续 6 年之久，此次因劳累、情绪波动引起复发而就诊。腰酸，畏寒肢冷，便溏神疲，西医诊断为胆囊炎，予住院治疗，症状好转而病终不除。6 年间消化功能已低下，食少，体重减少 10kg 以上，舌淡脉沉细，此肝肾俱虚之候，处方：桂枝 30g，白芍 20g，生姜 30g，大枣 30g，炙甘草 30g，补骨脂 15g，淫羊藿 15g，当归 30g，北细辛 15g，郁金 5g，吴茱萸 20g，砂仁 20g，麦芽 15g，山楂 20g。6 剂。

二诊：诸症均好转，唯舌仍淡，脉沉不起，于上方去麦芽、山楂、郁金，加甘松 15g。

三诊：自觉症状消失，唯舌尚淡，舌脉已趋正常。处方：附子 40g（先煎），桂枝 30g，炙甘草 30g，砂仁 20g，白芍 15g，补骨脂 15g，鹿衔草 30g。6 剂。

原按：肝脉分布两胁，胁下痛要从肝论治，或理气解郁，或调理肝脾，或滋阴养血活血。本例属于肝寒血虚型胁痛，诊治时抓住肝、脾、肾三者之间关系，用附子温阳散寒，补骨脂补肾填精，桂枝与炙甘草辛甘合化阳气，补心或以助脾土，砂仁味厚入肾，与桂枝同用，脾肾先后天得以同补，收效显著。

十四、腰痛

1. 麻黄附子细辛汤加味

（1）易某，男，36 岁。腰痛 1 日。晨起腰痛，逐渐加重。午后不能坚持上班，痛处需用硬物顶住好转。足肚亦痛，神倦，无寒热之证，身稍强，脉沉细，舌淡痕显。考痛发突然且剧烈，当属外邪寒凝而致，腰为肾府为邪所凑，其虚可知。处方：麻黄 20g，附子 80g（先煎），北细辛 20g，苍术 30g，白芷 20g。1 剂，嘱 2 小时服 1 次，1 剂服 3 次，15 点、17 点各服 1 次，电话问之腰痛明显减轻，足肚痛亦减。21 点腰痛甚微，足肚痛消失。续服 2 次后疼痛于次晨消失。当夜口干，服炮姜 20g，炙甘草 20g 后 1 小时缓解。现仅感腰酸软不适，予补肾填精之品治之：附子 50g（先煎），肉桂 15g（后下），西砂仁 20g，淫羊藿 20g，菟丝子 20g，杭巴戟天 20g，枸杞子 20g。5 付。后为拟丸剂一料续治。

（2）黄某，男，77 岁。腰胀痛 3 日，因下床不慎腰碰于床缘，渐现胀痛，坐起翻身都需双手撑腿倚物完成，下楼梯亦不便。神倦，面灰㿠白，脉沉弦，舌常有津，痕微现，此寒湿所致。方药：苍术 30g，附子 50g，北细辛 15g，炙甘草 12g，川乌 30g，黑豆 30g。3 剂。

复诊：药后昨夜腹泻 4 次，精神渐次好转。腰胀痛亦渐减，今晨起床后腰已无所困苦，精神亦基本恢复。

评析：本案腰痛系由外伤引发，曾氏据其脉证判为"寒湿所致"，选用麻黄细辛附子汤为主投治，因无外邪，故以苍术取代麻黄，祛湿更胜于麻黄，颇显圆通之巧。另选川乌祛寒止痛，同时加等量黑豆以制其毒，观其案例，凡用川乌、草乌，皆是此等定式。

2. 四逆汤加味

李某，男，21岁。腰痛3年。面色㿠白，少神，舌淡，脉沉细。腰常空冷痛呈胀痛。如此壮年，何患此疾？告曰："幼时体差，多病，治疗也未坚持，过去忙于学习，现已是大二学生，自觉应该治疗。"处方：附子60g，干姜40g，炙甘草20g，茯苓40g，羌活30g，独活20g，生姜40g，西砂仁20g。6剂。

二诊：腰痛明显好转，守方加量治之：附子80g，干姜50g，炙甘草20g，茯苓40g，羌活30g，独活30g，苍术20g，生黄芪40g。5剂。

三诊：药后口不干，便未变溏，舌淡有痕同前，是放大温阳的条件，再加大剂量之：附子100g，干姜60g，炙甘草20g，茯苓40g，苍术20g，羌活30g，肉桂10g（后下），北细辛15g。5剂。

十五、痹证

1. 乌附细辛大剂

（1）裴某，女，59岁。右侧下肢冷痛8年，今年更剧。坐后稍久也痛，活动则痛减，时值28~30℃之气候亦穿秋裤，经电扇风吹则加剧，脉沉细小，舌淡面白。此为沉寒痼冷积滞之证。始用附子60g，川乌30g，细辛20g未效，量渐增至此显效而愈：川乌150g（先煎），草乌150g（先煎），附子100g（先煎），北细辛100g，生姜100g，苍术30g，芥穗8g，黑豆300g，肉桂10g（后下），沉香5g（冲），紫石英50g。3剂。

评析：如此乌附大剂确实罕见，显出曾氏胆识。须知系逐渐加量方用至此等剂量，绝非莽撞而为。

（2）汪某，女，51岁。肌肉、关节冷胀软痛30年。舌淡有痕，经治无效。处方：附子80g（先煎），川乌40g（先煎），北细辛30g，生姜70g，苍术30g，桂枝40g，薏苡仁30g，威灵仙20g，蜜糖50g。3剂。药后好转明显，守方出入，直至痊愈，共进药10余剂，处方：附子100g（先煎），川乌30g（先煎），草乌

30g（先煎），北细辛 30g，生姜 60g，苍术 30g，桂枝 40g，乌梢蛇 20g，威灵仙 30g，川芎 8g，豨莶草 60g，蜜糖 20g。3 剂。

原按：这类病人属常见病，但一般疗效较差。考其用药多为祛风除湿之品，且祛风药重于除湿药，这种用法不当。因为风祛湿存，燥、利更难。当重用温通散寒之品。仿《金匮要略》痉湿暍、中风历节两篇之法，用之多效。

2. 当归四逆汤

（1）李某，女，49 岁。膝关节疼痛近半年，不受气候影响。上下楼梯受限，走平路较轻。面部较暗，少神，舌淡，脉沉细。此为关节失润之例，本着肝主筋，柔则养筋之理治之：当归 30g，白芍 30g，炙甘草 30g，桂枝 30g，北细辛 15g，木蝴蝶 20g。4 剂。

方以芍药、甘草酸甘化阴，当归、桂枝一阴一阳入肝，直指筋府之地；桂甘化阳，使阳生阴长，桂芍调营卫之气，使阳气通畅，阴血不阻；阳虚则寒有湿，用桂辛温通；木蝴蝶润其燥。药后效显，未料到。守方出入，加肉桂 3g，巴戟天 30g。2 剂。

2 个月后，因他病来诊，称药后痛失。

（2）黎某，男，50 岁。肘、膝关节酸软影响入眠年余。刚要入睡则变软不能入眠，余无特殊。此种现象不分昼夜，脉短弦，舌略淡有痕。本肝藏血、主筋治之，处方：当归 30g，桂枝 30g，白芍 20g，炙甘草 20g，大枣 35g，北细辛 15g，木通 10g，生姜 30g，沙苑蒺藜 30g，枸杞子 20g。3 剂。

药后明显好转。

（3）李某，女，22 岁。身体酸痛 3 年，夏初至秋明显，眠浅、多梦、心烦。处方：当归 30g，桂枝 30g，白芍 20g，炙甘草 25g，大枣 25g，北细辛 15g，吴茱萸 20g，生姜 30g，山萸肉 30g，白酒 10g。3 剂。

药后身痛缓解，仅四肢尚感酸痛。眠浅、多梦、心烦亦好转。守方再进，左关细弱之象消失。

原按：本例从五行理解，夏天火盛子盗母气，秋天金旺乘木。因为烦躁、多梦、眠浅当责之于肝，脉细弦亦属肝血虚。山萸肉系加强补肝之力。

（4）醒后身痛：冉某，女，58 岁。醒后身痛近 30 年，屡治不效。起床活动后则痛减，穿衣而卧，注意保暖（虽炎夏亦着长袖衣裤），疼痛就会缓减，饮食睡眠均可，余无所苦，舌淡，脉沉细。此厥阴肝病也，处方：当归30g，白芍20g，桂枝30g，生姜30g，吴茱萸20g，北细辛15g，炙甘草20g，大枣35g。6剂而愈。

原按：《黄帝内经》有言"人卧则血归于肝"，王冰注释为：肝藏血，心行之，人动则血运于诸经，人静则血归于肝脏。本案抓住肝脏这一生理特性，并结合病史及舌脉，从肝论治，主用温肝散寒养血之法而收效。

（5）下肢酸软：陈某，女，50岁。双下肢发软，影响入眠8年。夜间醒来，下肢软而难受，难以再眠，夏季骨热（胫腓骨），心烦，倦怠，怕冷。舌淡，脉沉细弱。此肝气血不足而倦怠，怕冷；脉细弱示筋失血濡而肢软，骨热。处方：当归30g，桂枝30g，白芍20g，炙甘草20g，大枣35g，北细辛15g，吴茱萸25g，生姜30g，白酒70g，山萸肉30g。4剂。从血虚不能敛阳而骨蒸，加入山萸肉30g。

药后明显好转，唯入夏仍骨蒸。

评析：曾氏对当归四逆汤颇有研究，认为本方用于治疗血虚肝寒之厥，《伤寒论》351条"手足厥寒，脉细欲绝者，当归四逆汤主之"及352条"若其人内有久寒者，宜当归四逆加吴茱萸、生姜汤"均有明文。但须注意，本方虽用治手足厥寒，而本证之手足厥寒既不同于阴盛阳衰的少阴寒厥，又不同于热邪深伏的阳明热厥，其鉴别在于并见症的不同。

少阴阴盛阳衰的寒厥并见踡卧肢冷、畏寒下利等症；热邪深伏的热厥并见胸腹灼热、口干舌燥、大便干结、口气臭秽等症。

脉细欲绝也不同于脉微欲绝，脉微欲绝主脏真亏损，真阳欲绝，此际当破阴回阳。脉细欲绝乃脉虽细但指下明显，将绝而不绝，为血虚寒厥所致。

本方为桂枝汤去生姜，倍用大枣加当归、细辛、通草而成。当归、芍药养血和营，桂枝、细辛温经散寒，甘草、大枣补中益气，通草通行血脉。若其人内有久寒者，可加吴茱萸、生姜以加强散寒之力，加清酒者，取其助诸药活血而散寒。

临床运用本方，应注意以下几点：

（1）虚：当归四逆汤主之血虚寒厥，所以当有血虚见症，如唇爪不华、面色苍白、目涩、脉细等。其人平素即血虚或阳虚之体。但"精血同源"肝血久亏势必影响肾精，而且营血出中焦，所谓中焦为气血生化之源，所以，不仅要注意肝这一方面，同时还应注意肝、脾、肾三者的关系。

（2）厥：此厥寒乃血分有寒，血虚寒束，血中温气不足，故手足厥寒。其中条文中之"久寒"二字当深思，盖久寒者，长久之沉寒痼冷也。寒者当温，留者当去，治当用辛温之品，散其内伏之久寒，所谓"肝欲散，急食辛以散之"。虽当归四逆汤所主治之厥为血虚寒厥，但有血虚与寒厥两方面不同侧重点，当其寒凝偏重，可加重温散之力，可于方中加附子、吴茱萸、生姜等。

（3）痛："痛则不通，此痛证之谓也"。其不通原因，又当别气血痰湿，辨寒热虚实。此痛证有全身部位不定的特点，所以温通散寒之品不可少。

十六、乳房胀痛

当归四逆汤

周某，女，31岁。双侧乳房胀痛难忍月余。心烦，乳房冷而时热，神倦，目眶色暗，舌尖有瘀斑，脉沉弱。此属肝寒，予以温肝散寒补肾之品治之，处方：当归30g，桂枝30g，白芍20g，北细辛15g，炙甘草20g，大枣30g，吴茱萸20g，生姜30g，川乌30g（先煎），黑豆30g，沉香4g（冲），肉桂10g（后下）。4剂。

药后乳痛、心烦消失，精神明显好转，唯经漏不止。更方以扶阳温补肾脾之法，处方：当归30g，桂枝30g，白芍25g，北细辛30g，炙甘草20g，大枣30g，吴茱萸30g，生姜30g，山茱萸30g，川乌30g（先煎），黑豆30g，白酒10g，肉桂10g（后下）。4剂。

药后乳疾解决。

原按：乳房呈现寒热是因寒凝气郁产生之热，此类常有之，如胸冷、头冷、背心冷，日久不冷反热。

十七、经漏

四逆汤加肉桂、炮姜

黄某，女，43岁。一周前因感寒，身体不适，经来淋漓不断，自购西药口服无效，且经来之势有增无减。现症见手足心热，烦热，全身阵阵发热，神情倦怠，脚胀，下肢肿，腰膝酸软，全身怕冷，脉沉细，舌淡。询及患者有2年经漏病史，易患外感。

此阳虚外越之经漏证，因其经漏有年，阴损及阳，虚阳外浮，治当以回阳为治。此病已入少阴，不容忽视，误以感冒治疗，阳气益亏，病必深重。处方：附子30g（先煎），干姜40g，炙甘草30g，肉桂10g（后下），炮姜30g。2剂。

服药后经漏已净，精神转佳，手足心热及身热消除，脚胀，头昏重，白带多，手指冷，舌淡边有齿痕，脉沉细。以温肾散寒之剂收全功。

> 原按：经漏以其经来不止而量少，淋漓不断，有如屋漏而名。历来治疗崩漏之法，不出清热与温摄两大纲，尤其治崩以温摄为要。而于漏证，因其久而不止，必有伏热，逼血妄行，而反宜清。本例患者不仅不用清法，反而一派辛热纯阳，实为治漏之变法也。或曰，《金匮要略》有言"妇人年五十，所病下血数十日不止，暮即发热，少腹里急，腹满，手掌烦热，唇口干燥"，仲景以温经汤治疗，今本例与《金匮要略》所言如出一辙，不以温经汤治疗，却以大辛大热之剂收功，令人费解，此处最需留意。久漏之证，虽有血去阴伤之根基，然而血能载气，病程久延必致阴损及阳；气为血帅，阳气向外浮越之际，势必带出阴液。此二者相因为患，形成恶性循环。病证初起虽以热为主，但病至此际，亦成阴阳并损之候，温摄一法无妨，且舍此再无他法。方中看似一派大辛大热，实则暗含阴阳之至理，阳固而阴留，阳生而阴长之妙。附子、干姜、炙甘草，辛甘和化阳气，炮姜虽温，但经炮制，已化辛为苦，与甘草苦甘化阴，阴阳并补，阳生阴长，尤为至要者，肉桂、炮姜二者引血归经，故而收到显效。

十八、痛经

四逆汤加味

（1）代某，女，39岁。痛经，小腹冷痛拒按。经色暗，量少，素常小腹冷。舌淡脉沉。处方：干姜30g，炙甘草40g，高良姜30g，川乌30g（先煎），蜀椒3g（去油），桂枝30g，生姜30g，附子40g（先煎）。3剂。药后冷痛均明显好转。

方采大辛大热之姜椒、川乌以速散阴寒痼冷。桂、姜使寒外透，兼解新寒。临床一般常用《金匮要略》温经汤治痛经，其方中仅有桂枝、吴茱萸之温，作用太弱，轻症尚可，重症则难取速效。

（2）陈某，女，20岁。痛经6年。初潮就痛，加重2年，经期小腹觉冷。现胃胀食少，舌淡，脉沉细弱，素有胃病史，属脾肾阳虚之证。方药：附子70g，干姜30g，炙甘草30g，西砂仁20g，肉桂20g，菟丝子20g，淫羊藿20g，巴戟天20g。5剂。

前后就诊5次，服药20余剂，经来已改善为正常，量增，胃不适未再出现，痛经已止。续予脾肾温阳之法。

评析：此例痛经，未用一味活血通经之药，完全从阳虚着眼，"治之但扶其真元"，始终用大剂四逆汤加味治之，起此痛经沉疴，扶阳理论得以生动体现。

十九、咽炎

四逆汤加味

（1）俞某，女，51岁。因咽喉不适，似有梗阻、异物感就治于某院中医科，服玄参、连翘、青果等滋阴清热中药2付，遂觉体内灼热之气向外直冒，大汗成颗，心里难受，心慌，仓促间电话求治。素知患者为阳虚之体，服清热滋阴之品而致阳气外越，估计为药误，先予补阳固脱敛汗处之：附子80g（先煎），龙骨30g，牡蛎30g，炙甘草30g，山萸肉40g，肉桂3g（后下）。1剂，两小时服一次。药后汗、热稍减，显属虚阳外越之症，急予回阳救逆佐以敛阴治之：附子200g（先煎），干姜120g，炙甘草50g，炮姜40g，红参30g，山萸肉40g。2剂，煎出1600mL，3小时服一次，每次服200mL，兼服鹿茸、紫河车各8g，研粉装入胶囊，每次服5粒，日服4次。

改处下方：附子180g（先煎），干姜80g，炮姜40g，桂枝80g，山萸肉30g，红参20g，炙甘草60g，肉桂5g（后下），鹿茸8g（冲），河车粉8g（冲）。5剂。此方续用，随证变化。但固守温阳、回阳之法，仅以苦甘之炮姜、炙甘草之剂顾阴，经治半年方解。

评析：咽喉各症属阴证为多，俗医不知，视为阳热、阴虚不少，此等误辨临床常见。不知仅2付滋阴清热之剂，即可导致虚阳外越甚至阳脱，如本例之严重后果。以曾氏善于扶阳而论，犹以大剂四逆汤调理"半年方解"，可知苦寒伤阳之害，后果甚矣，能不慎哉！

（2）余某，女，34。咽痛灼热一周，现感身阵阵发热，面亦热，发红，神倦，眼欲闭，舌淡有痕，脉沉微。此阴盛格阳，投以四逆加肉桂、葱白破阴回阳处之：附子70g，干姜40g，葱头8个，肉桂4g（研冲）。3剂。

复诊：两剂后咽痛、身热消失，精神好转。

二十、舌疮

四逆汤加肉桂

许某，女，32岁。舌痛3日，舌底前右侧边缘疮疡，呈圆形突起，0.5cm×0.5cm。影响咀嚼，口腔灼热，病灶处更甚。神倦懒言，语言不清，口和，便溏，手足心热而难忍，偶有小便热痛。舌红有齿痕，舌面多津，脉细弱而数。此虚阳外越之舌痛。处方：附子40g（先煎），干姜50g，炙甘草50g，肉桂15g（冲）。3剂。在门诊先与肉桂粉冲服少许，不到10分钟患者语言不清明显好转，手足心已不如前热。2周后复诊，述及服前药2日即痛止，第3日病灶消除，手足心热消除。这几天又开始发热，眠差，予补肾填精、回阳之法续治而愈。

原按：《黄帝内经》所谓"诸痛痒疮，皆属于心"，心，火也，即是说，一般论治疮疡从火立论，主用清热泻火或滋阴清热之法，可辨证选用导赤散、黄连阿胶汤等，这是无可厚非的。然需注意：火有虚实，不应只关注实火而忽略虚火。虚者不外阴盛阳虚，本例即属于后者。但舌、脉、症呈现阴虚之象，何以判为阳虚，虚阳外越之候呢？因其阳虚，肾精不足，脉不充而细，虚阳上越，浮阳郁结之处，阳气相对有余，故病灶处色红，舌红。辨证关键在于舌津液之盈亏，如属阴虚，与舌面有津、便溏不符，因此，详察症状，细审病机，主以回阳而收显效。

评析：曾教授对虚阳外越之证颇有研究，认为虚阳外越与"戴阳""格阳"的病机、证候相同。缘由肾阳衰微，阴盛于下（内），微弱阳气浮越于上（外），是阳气浮越不得潜藏的一种证候。

《伤寒论》283条"病人脉阴阳俱紧，反汗出者，亡阳也，此属少阴，法当咽痛，而复吐利"；317条"少阴病，下利清谷，里寒外热，手足厥逆，脉微欲绝，身反不恶寒，其人面色赤，或腹痛，或干呕，或咽痛，或利止脉不出者，通脉四逆汤主之"；377条"呕而脉弱，小便复利，身有微热，见厥者难治，四逆汤主之"；389条"既吐且利，小便复利，而大汗出，下利清谷，内寒外热，脉微欲绝者，四逆汤主之"等条文，对虚阳外越做了大量论述。可以说，病至此际危殆已现，不可不慎。

但曾氏于几十年临床中，发现虚阳外越之候亦不像论中所言那样危殆。就危重而言，是重而不一定危，即虚阳浮越之候是重证不一定是危证。此类病人在临床并不鲜见，随着寒凉药的误用泛用，以及冷饮、水果等冷物的不断摄入，此类病证大有增加趋势。

临床中所见到阴寒所致的虚火牙痛、虚火喉痹、口疮、失眠、眩晕、面部阵阵烘热、身体阵阵发热、手足心热、小便尿热、大便肛热、唇口红肿等都属于虚阳外越的范畴。如辨证不细，极易诊为阴虚有热，当此之际最需留意。辨证中易于混淆之处如下：

（1）阴虚、阳虚都可以出现手足心热，身发阵热，脉都可细数。

（2）阴虚、阳虚都可以出现腰部症状，头部症状。

（3）阴虚、阳虚都可以出现大便干，小便热。

（4）阴虚、阳虚都可以出现口干，失眠等。

辨证关键在于一个"神"字。即阳虚病人定然"无神"，阴虚病人定然"有神"。这一点体现了郑钦安的观点。本例舌疮及下面4例均是虚阳外越之证，曾氏均以四逆汤加味取效。

二十一、水疱

四逆汤加白芷

王某，男，21岁。素体神倦畏寒，晨起则双膝外内两侧出现长条形水疱约5cm×1.5cm，色白，偶有尿热，舌淡，脉沉细。此虚阳外越之候，处方：附子30g（先煎），干姜15g，炙甘草20g，白芷20g。2剂。药后病灶消失，精神好转。

原按：此证属阳虚外越之候，为《伤寒论》所不载。本例参合病史，据脉及病灶局部色泽，判定为虚阳外越，实由阴盛逼阳，虚阳外越之际带出津液所致。可见论中所描述之虚阳外越症状只是虚阳外越证之沧海一粟而已，临证之时不应拘泥。

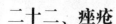

二十二、痤疮

薏苡附子败酱散加味

郑某，男，20岁。面部痘疮，前额密布，面颊也多，大者如豆，硬而痛，洗脸则有脓血挤出，病已2年，手冷。舌淡痕显，脉沉细。处方：附子35g（先煎），薏苡仁30g，败酱草20g，皂角刺10g，白鲜皮30g，乌梢蛇20g，川乌30g（先煎），炮姜20g，徐长卿30g，黑豆30g，甲珠5g（冲），生黄芪30g。5付。

药后好转，痘形减一半，形已不高突，精神好转，手仍冷，汗多肤现湿润，偶有新痘疮，舌脉同前，守方出入：附子35g（先煎），薏苡仁30g，川乌30g（先煎），乌蛇20g，败酱草20g，白鲜皮20g，皂角刺10g，冬瓜仁30g，徐长卿20g，生黄芪30g，黑豆30g，枳壳10g，生姜30g，白蔻20g，白芷20g。5剂。

药后痘疮好转又变少，高突变低三分之一，色变淡，痘形已瘪扁，精神好转。仍肢冷有汗，肤湿润，精神食欲好转，加大温药之量观之：附子40g（先煎），薏苡仁40g，败酱草20g，川乌30g（先煎），生黄芪30g，白鲜皮20g，徐长卿20g，皂角刺10g，乌蛇20g，麻黄8g，杏仁15g，生甘草10g，黑豆40g。

二十三、红斑

麻黄附子细辛汤

（1）杨某，男，16岁。身发红斑，色淡而瘙痒，神倦，舌淡，脉沉细。此证不能按诸痒从心，清热而治，当从肾治：麻黄10g，附子30g（先煎），北细辛15g，徐长卿20g，乌蛇20g。2剂。

药后即愈。

原按：为何从肾改治？从舌脉看当属肾阳虚而感寒，寒郁肌腠，阳气受阻而痒。选用温肾散寒之品，加用乌蛇托寒外出止痒，徐长卿活血止痒。

（2）周某，女，37岁。身发红斑并瘙痒半个月，色淡，脉沉细，舌淡。伴有心下空、慌，发则全身颤抖，寒战。发斑前亦常有此现象，病已五年。斑出于胃，但此属阴斑，与脾肾阳虚相类。心空指剑突下空，此因心阳不足而致。处方：北细辛5g，麻黄5g，附子40g（先煎），桂枝30g，炙甘草30g，西砂仁20g，补骨脂20g，菟丝子30g，仙茅20g，徐长卿15g。3剂。

药后诸症明显好转，守方出入而愈。

黎 庇 留

黎庇留（1846—1925），广东顺德人，与陈伯坛、易巨荪、谭彤晖皆以钻研经方著称，合称岭南"四大金刚"，擅用附子，案中常见"人多谓庇留好大剂，好热药""好用热药"之语。有学者称："近代善于遣用本品（指附子）且素以得心应手著称者，当以岭南黎庇留、陈伯坛和巴蜀刘民叔氏为巨擘。"（《重庆中医药杂志》1988 年第 4 期）可知黎庇留、陈伯坛擅用附子影响之广。易巨荪称，"庇留以孝生员兼大国手，精伤寒金匮，为吾粤诸医之冠"。已故名医何绍奇先生对黎氏医案十分赞赏："黎庇留先生用药果敢而又审慎，非学识与经验俱老到者不可为此。"黎庇留曾著有《伤寒论崇正篇》《黎庇留经方医案》，本书所选医案即出自后书。

一、咳嗽

真武汤

黄灿之媳，患咳嗽，服黎贡南医生之天门冬、麦门冬、地黄一派清润药，计过百剂，竟至阴霾四布，咳喘，无胃（没有食欲），夜不成寐，几成大肉陷下之死症，乃邀余诊。余以其家素服贡南医生，中贡南之毒已久，乍投与贡南相反之药，必因少见而多怪，姑作二陈汤加术与之。次日复来请诊，据云"已效"。余晓之曰："此证用二陈汤，不过杯水车薪，乌能愈？"对曰："荐之者谓先生高明也。"余曰："高明者，非处此等方剂之谓。若出好方，第恐骇怪而不愿服之。"病家肃然曰："服药过百剂，愈医愈弊，岂欲复蹈前车之失？先生但用先生之法可也。"余乃出大剂以纠前药之偏，以真武汤加减，附子由五六钱，用至一两；干姜由三钱，用至七八钱。渐有起色，由是而喘平而胃纳增进，而咳亦渐少。嘱其："守服此方，至痊愈后，仍续服二三剂，则血气加赠，转弱为强，幸毋枉我之苦心也。"

待清明时节遇其大伯，则称谢不置，谓不特大病已愈，且血气充盈，容貌光泽，胜未病时远甚，拟以厚酬为谢云。余曰："能受吾之方治者，即吾之知己也。今睹此好景，余之喜何可言喻？讵思望报耶。"不及端午节余返家，忽闻此妇已死。据云："贡南语其大伯云：庇留之方无病者尚不可服，况阴虚证乎？"自请为之诊视。时此妇肥美胜常，照旧操作，唯以缫丝近火，觉得口渴，贡南遂扬言热证。不知此乃身体壮健之征也，竟以天门冬、麦门冬等与之。初服犹未见弊，再服三两剂，痰饮复生，咳痰再作。自是愈服愈咳，贡南更归咎附子毒发，更投重剂。不数日而咳喘息高，遂死。

原按：此君自诩世医，实则未知仲景之道为何，抑未知医道为何物也。无怪以阳虚为阴虚，置人于死地而不悟也。何不深加省察，以穷流溯源耶？盖前次服药百余剂乃几濒于死。而服庇留之姜、附百余剂，竟强壮异于昔时——个中机窍，终茫然而弗之觉。伤哉此医，惜哉此妇！

评析：此案令人颇多感慨。郑钦安曰："以三阳之方治三阳病，虽失不远；以三阳之方治三阴病，则失之远矣。"本案即是明证。黎贡南医生"自诩世医"，对此证"以阳虚为阴虚"，一误再误，"前次服药百余剂乃几濒于死"；继则"置人于死地而不悟也"，真所谓"庸医杀人不用刀"也。此辈"名医"，根本"未知仲景之道为何，抑未知医道为何物也"。愿天下名医常怀反省之心。

黎庇留诸案中但言附子，未提剂量，此案则明确"附子由五六钱，用至一两；干姜由三钱，用至七八钱"，可知其附子具体用量。

二、孤阳浮越

真武汤

谭濂叔，某年六七月，抱病邀余，云："初医治月余未愈。盛暑时穿棉袄，戴小帽。而身有微热，随起随过。胃气大减，口不渴，大小便如常，神形疲倦——初非不知其虚也。处方总不外四君、六君、八珍等，愈服而形神愈败。"

余为之诊曰："此热乃孤阳浮越而然。若散之清之是速其死也。前服之药非不对症，乃力所不及，故虽多亦奚以为？幸药无相反，否则即不堪设想矣。"乃主以真武汤，逐日增重其量。二三日胃气渐增，日食数顿，每顿一小碗。继而热力渐长，略减其衣。再服五六日，可去小帽理发，谈笑自若焉。

时热力渐增，神气焕发，自顾无前此危象，颇引为慰。然家人心急，殊以未能痊愈为忧。适有人荐陈世如医生，其人亦读仲景书，乃延之与余互勘。余为人命计，不得不切实与之讨论：因问曰："家人所焦虑者，为身有热耳，先生何以教我耶？"陈曰："此暑气伏热之病也。盖四月间因送殡而感暑者。"曰："四月感暑，六月始发热，有是理乎？"曰："伏气也。"余曰："身热而渴，为暑；何此症不作渴？且前服温药数十剂，近服真武数剂，姜附之量已重达数两，何以病反略减，而热势不加乎？"陈曰："非体素虚，则温热之药何以克当？"陈主以小柴胡汤加入桂、苓、甘、术、葛根等。余曰："小柴胡汤为少阳病之的方。少阳病有往来寒热，口苦，咽干。而此病无苦渴，安得认作少阳？"答曰："身有热而多衣，乃其症也。"曰："少阳之热是发热；寒是恶寒，而此热不过随起随过，弗能炙手。且棉袄小帽，为热力不足之故。今服姜附而衣帽减去，若系伏气则又何故耶？"陈曰："余谓感暑，则是实证，顾以平素体虚，所以又能受姜附之剂耳。余今认其属外感，故用小柴胡汤；因其素虚，故加桂苓甘术，可谓面面照顾矣。"

据陈君之言，知其运用经方实无定见，余即不复言。最奇者，陈谓："此症从未服过消导之剂，今特试用之。"陈去后，家人问此方可服否？余直言不讳，认为是信石（毒药）之方。濂君听余所论，亦颇以陈君之见为骑墙者。但旁人有力主用其方者，岂料一服而下利不止，遂无可挽救。谭君，朱门之高足也，惜哉！谭君临终时，曾有"无颜子之德，而有颜子之寿，盖亦幸事"云。

　　评析：此又庸医杀人之一例。问答之间，实为阴阳辨证之争也。唯愿天下医家先过阴阳认证这一关，再出世行医，否则如陈医杀人在于反掌之间。郑钦安早曾指明："世之业斯道者，书要多读，理要细玩，人命生死在于反掌之间，此理不明，切切不可妄主方药，糊口事小，获罪事大。苟能细心研究，自问无愧，方可言医。"

三、发热便秘

桃仁承气汤/真武汤

潘少干，人甚虚心。自下利之患为予挽回后，无日不相过从。颇似日读一字，亦必以仲圣为依归。因忙于医事，日不暇给，致屡作屡止，引以为憾。余谓仲圣之门雅不易入，但寒热虚实四者，略加留意，殆亦可矣。

端阳节时，少干着人来请，余以为握要大症，彼已粗识，无待余妄参末议。所诊视者为伊之次子，发热数日不愈，不大便。最奇者，面起堆凸若麻风然。其人素虚，今复感外邪未净，不可纯攻。为拟桃仁承气汤治之，盖太阳未愈而归血分，不得不借此为出路也。服药次日，血热即收，唯觉周身软弱如无骨者，乃改用真武汤。热尽退，数日胃气进遂愈。

　　原按：余初以为治虚证，彼已有端倪，不知所不能辨识者，乃在实证。总之不读仲圣书，则认证处方，殊觉茫无把握耳。

　　评析：学习火神派，谈到阴阳两纲时要注意两点：一是除外表证。有表证时当先顾表，郑氏反复强调"审无表证"，方可再辨阴阳，所谓"内外两法，切勿混淆"（《医法圆通·卷一》）。二是除外实证。即所谓"有余之候"，如饮食、气滞、血瘀、痰湿等，当按实证处理，不可一例扶阳。如论治"胸腹胁背、腰肘胯膝痛肿"各症时，他说："各部肿与痛而不喜手按者，或发热，或不发热，恶寒喜热，舌黄、便赤，脉息有神，乃为气血壅滞，皆有余之候，宜活血、行气、清凉之品。"（《医理真传·卷四》）在论治胃病不食等多种杂病时，郑氏亦反复强调，所谓"饮食积滞，仍当推荡"（《医法圆通·卷四》）。总之，按郑氏所说，要"察究外内虚实""按定阴阳虚实、外感内伤治之"，这是严密完整的说法。

　　本案黎氏所批："不知所不能辨识者，乃在实证。"即说明这一点。

四、疟疾发狂

真武汤

　　某人之侄，患疟疾数月未愈，多服凉药。仍有微热，脚肿，耳聋，心悸，郑声不寐，精神恍惚，胃气弱极，手足无力，是早尚服甘遂等攻药。

　　予拟真武汤加桂枝、龙牡，见其已服大攻之剂，知恐有变，嘱明日乃可服此方。过后2小时，患者忽自起，挟其卧席狂奔至后门，后门即海。其父大惊，急拥之归床。当时诊脉，手足尚不能动，今忽然狂奔，此孤阳浮越也，虚极自有此症状。其叔曰："先生嘱勿服此方者，或恐以此归咎耳？今若此，宜速煎服之。"服后酣睡数小时，为10日来所未有者。醒即寒战，盖被再睡。明晨清爽，能自起矣，是此药驱出寒气之力也。是午检前方再服，前后连服五六剂，脚肿全消，诸病霍然，且胃气大增。调养数日，精神复原。

　　评析：疟疾"多服凉药"，且予甘遂攻下，元阳受损，已从寒化，"今忽然狂奔，此孤阳浮越也，虚极自有此症状"。万勿以为阳热狂躁也。

五、呕吐

附子理中汤

述圃园主人之子，患腹痛，呕吐不止，得食必呕，几成膈症，百药罔效，以为无可治也，已停药十余日矣。有人以余向病家推荐，病家姑以试之。余曰："症虽大而可治，不过中寒而阳虚生寒耳。治病若不识症，虽百药遍尝，安有幸中之理？"乃订附子理中汤，2剂而呕止，再加吴茱萸，胃纳渐进。后主以真武加减而精神爽慧。总计服药20余剂，转弱为强矣。

六、吐利厥逆

四逆汤/真武汤

某年青盲女，患霍乱，上吐下利，往诊时，吐出黄水，衣为之湿；四肢厥逆，脉微欲绝，急投四逆汤——此午间情事也。傍晚着人来问，据云："呕疴已止，惟头微痛，身有微热，得毋药性过热欤？"予曰："不然，乃药力透达之故，盖病势已从阴出阳也。"次日精神稍定，与理中汤以温开脾胃。又次日告称"举动无力"，遂处以真武汤加桂枝善后。据患者云："服药入腹后，桂枝之气直达脚趾。"

评析：郑钦安擅用姜、附，对热药之反应有着丰富的经验和深刻的体会，这也是其擅用姜、附的重要体现。"其中尚有辛温回阳，而周身反见大痛大热者，阴陷于内，得阳运而外解也，半日即愈"。本例服四逆汤后"头微痛，身有微热"，正是"阳药运行，阴邪化去"的反应，应当"半日即愈"，本例确实"次日精神稍定"，可知郑氏所言不虚。

七、吐血

四逆汤合柏叶汤/柏叶汤加白术、附子

某店员，男。吐血盈盆，卧床不起，稍动则头眩血出，脉微欲绝。此乃出血过多，亡阴而阳无所附，亡阳在即。急用大剂四逆汤合柏叶汤与服。次早能起，眩减血止。第三日可到门诊，再以柏叶汤加白术、附子，数剂而愈。

八、失血误治

四逆汤/真武汤

陈村欧玉心之妻，误触头部，微伤已愈。唯是流血多，体气不强，胃气亦弱。诸医俱以隔靴搔痒之药与之，日甚一日。有以六味地黄汤加入清润之品与服者。是晚头眩汗出，四肢厥逆。三更时邀余诊，意在定其死于何时也。见其闭目卧床，衣履一新，环侍榻旁者有二十余人。余诊之，脉甚沉微，索纸书其病变之由"因去血误治而阳虚，因阳虚多服阴药乃至阳脱"云云，振笔直书二百余字，拟方为四逆汤。

次日复诊，举家大喜，言："病已卧床十余日，不能成寐，昨日服药已即得安睡。今早可自起盥漱，顾此不啻仙丹之约，何以仅三味也?"乃再与真武汤或理中加附子，可六七剂已能行动。自是余之医名大噪于陈村。

九、下利

四逆汤

（1）冯妇，仅有一女，八九岁，爱如掌上明珠，患下利之症，日趋沉重。请某名医至，开出贵重药散，处以普通利湿止痢剂。服药后，傍晚则四肢厥逆，以为不治，置于地上。

其亲人冒雨延医，困怠无赖，酌酒消遣，适予在酒肆诊病，因询问予曰："先生能为小儿医乎?"予曰："医学固有分科，理则一也。"遂邀予诊，视之则四逆证也，脉沉微欲绝，手冷过肘，足冷过膝，与以四逆汤。嘱抬之上床，小心灌药，下利渐减。明日再诊，复与前药，痢止厥愈，五六日复原。

（2）谭某，贩茧绸为业，适由佛山回乡，多饮茶水，晚膳后，精神如常。睡至四更，下利。至晓下利已三四次，急迎余诊。按左手脉未毕，患者即不能忍，急忙如厕。持其六脉皆沉，与大剂四逆汤，嘱其连买两剂，盖恐药肆远隔，购药不便也。翌早，病者自来门诊，若无病状。据云："昨日药未及煎，痢呕殊急，吐于枕畔，不能起床。服药后得酣睡。即醒复痢，乃服第2剂。遂进饭焦半碗，下午痢呕俱止。晚食饭焦一碗，安睡如常。"霍乱证伤人最速，善治之则其愈亦速。

（3）医生潘少干，日中多饮水，以数日未大便也。睡至四鼓，大便初硬后溏，颇以得大便为快。嗣后连下三四行。次早回家，延余诊之。与以真武汤去芍药加干姜，服后，下利不减，且腹痛。下午余复往诊。至则客座为满，多系业医者。

有爱余者，悄然问曰："病势如何？"余曰："君爱我甚厚。然今日之事，我苟不负责，则无人能治焉。前方非不对证，奈法高一丈，魔高十丈何！当以大剂猛药为之，必效。"遂主以大剂四逆汤。病家睹方疑信参半，延至入夜，汤成而尚未服。余又至其家，见案头置浓煎之药一碗，而众口纷纷莫衷一是。余慨然曰："若药有不合，我当任其咎！"正议论间，病人已手足厥矣，牙关闭矣。其妻彷徨无措。余命将药渐次灌入，并速其再煎1剂。汤未成而病者能言，叹息不已。然手足未暖，又疴。余续进此剂，并与饭焦茶，疾遂告止。次日用理中汤加附子，以开其胃，尽日无疴。

次日邀诊，称夜半复疴。其妻谓："入晚口渴难忍，因少与之茶，岂由是耶？"遂严禁茶粥，潘之疾即愈。

评析：从扶阳角度看，真武汤药力显然不敌四逆汤，黎氏虽然去芍药加干姜，犹不如四逆汤药专力宏，此案证明这一点。观黎案中多有四逆汤服过以真武汤善后者，亦证明此点。

(4) 冯某，父子俱以搜取肥料为业。其父年已古稀，忽患下利清谷。请高姓医诊治数日。高医固负盛名，熟读伤寒，用药俱大补大温之剂，以附子理中汤更重加归芪之类。服药以来，下利不减，且四肢厥逆，无脉，胃气已败。予诊毕，断曰："证诚重笃，但必利止后，脉渐出始有生理。"即用四逆汤日夜连服，次日下利止，而脉仍未出。即于原方加人参续进。是日颇能纳食。次早诊之，脉渐可循，生气还出也。复诊据言昨夜不能成寐。盖由下后，心阴已虚，心肾未能相交，故心烦难以入睡，于是改用黄连阿胶汤，1剂即能熟睡。

原按：此证连用姜、附，忽改芩连，所谓帆随风转也。由是调养数日，即告复原。夫以七十老翁，病危乃尔，而收效之速竟复若是。益知仲景之方固不可易，而六经之法，骨在运用之妙耳。

评析：此案下利清谷，高医虽然"熟读伤寒"，然用药"以附子理中汤更重加归芪之类"温补，似无不妥，但"下利不减，且四肢厥逆，无脉，胃气已败"。毛病出在扶阳而夹以参术芪一类补药。郑钦安屡次戒人："今人亦有知得此方（四逆汤）者，信之不真，认之不定，即用四逆汤，而又加以参、归、熟地，羁绊附子回阳之力，亦不见效。病家等毙，医生束手，自以为用药无差，不知用药之未当甚矣。"（《医理真传·卷四》）本案即是明证，黎氏深谙此中诀窍，改以四逆汤单刀直入，挽回败局。

患者服用四逆汤后，出现心烦难眠，黎氏认为阴证转阳。郑钦安在"服药须知"里说道："凡服此等热药，总要服至周身、腹中发热难安时，然后与以 1 剂滋阴。此乃全身阴邪化去，真阳已复，即与以 1 剂滋阴之品，以敛其所复之阳，阳得阴敛，而阳有所依，自然互根相济，而体健身轻矣。"（《医法圆通·卷三》）至于滋阴的具体方药，郑氏未提，据唐步祺先生经验，荐用黄连阿胶汤，黎氏此案正是用的该方。

十、胁痛

真武汤

谭平端之母，病发左季肋满痛，上冲左胁，破心部，苦不能耐，有余姓医生医治已两月余矣。用药香砂六君子汤，服至 70 余剂，非不温也，其病有加无减。延予诊治：见其面黄暗唇白，舌上苔滑，脉沉弦而迟，予断曰："此寒水用事也。脉弦为水，沉为里，迟为寒。肾中生阳，不能为水之主，则阴寒挟水迫于心部。"遂订真武原方，无加无减。平端谓曰："方中各味，皆已备尝之矣。"予告之曰："备尝之乎？诸药分别用之，则既不成方，安能有效？此方名真武者，盖取义于镇水之神。夫经方苟能对症，固捷如桴鼓之相应也。"

次早，平端来告曰："服方后得熟睡，是前月来所无者。今晨痛已不知消散何处矣。凡 70 余日，治之不验者，竟一旦而廓清之！"相约午刻往诊。及至，见患者头束绉带，告予曰："胁痛若失，转觉头痛若破。"予脉之，告曰："此元阳虚损也。头为诸阳之首，阳虚不能贯顶，脑髓空虚，故尔。"改用吴茱萸汤，头痛寻愈。次日复诊，脉象沉迟，而周身疼痛。作桂枝新加汤服之，身痛又止。

再诊，只云胃呆，余无所苦。拟理中汤，俾理中健胃。连服 10 余剂，以善其后。

评析：郑钦安有"邪从虚处窃发"论："要知人之所以奉生而不死者，恃此先天一点真气耳。真气衰于何部，内邪外邪即在此处窃发。治之但扶其真元，内外两邪皆能绝灭，是不治邪而实以治邪……握要之法也。"（《医理真传·卷二》）本案初病胁痛上攻，诊为真阳亏虚，"阴寒挟水迫于心部"，用真武原方收效。并未顾及病在胁肋而选肝经之药，是遵"治之但扶其真元"之旨，确显扶阳风格。继而头痛，则以"真气衰于何部，内邪外邪即在此处窃发"为依据，判定邪从厥阴虚处窃发，故用吴茱萸汤，皆得钦安心法。

十一、水肿

真武汤

同乡左朝东之女正月患脚痛，余断为风湿相搏，与以甘草附子汤。四月时，夜有叩门者，问之，左氏女也。见其面貌手足，似甚丰满如水肿，心颇疑之。询前此脚痛之症，谅健复久矣？答曰："未也，畏服药，遂因循于兹。"既诊，云："周身皆肿，乃有水气也。"以大剂真武加桂枝，嘱其多服勿断。嗣服40余剂，获愈。

十二、遗精

乌梅丸

李某之子，年二十余，形容枯槁，瘦骨柴立。问其有何病苦？答云："我漏！"余曰："何所谓漏？"伊指下部曰："此处漏"。余问："是遗精乎，起于何时？"曰："数月矣。"问："每月遗几次？"曰："四十余次。"余曰："无怪形容枯槁，有如是也！"唯是双目红筋缠绕，舌焦唇红，喉痛。上腭烂，口烂，一派虚火上炎之象。余订以乌梅丸料。有人曰："此方时医见之必不赞成。"适其父归，闻而取药泼诸地。次日复邀诊，余曰："不服我药，何再诊为？"伊始告曰："昨日之不服乌梅剂者，因已服羚羊、犀角、芩、连之大凉药也。先生断我症为虚火，则愈食凉药而愈漏也，恳请先生救我。"余以前方加减，连服20余剂。上部之虚火，以渐而降；全身之精血，以渐而生。凡一切锁精补气补血之品，从未犯过笔端；然累月遗精之屡弱，竟收效于兼旬之内。吁，此用乌梅丸之变化也。

且此方乍视之，似与遗精无涉，而不知其窍妙，直穷肝肾之源！

评析：遗精漏精之症，能以乌梅丸治之而愈，似属创举。而且"凡一切锁精补气补血之品，从未犯过笔端，然累月遗精之屡弱，竟收效于兼旬之内。"确显黎氏才高识妙，功底不凡。确实，"此方乍视之，似与遗精无涉，而不知其窍妙，其实直穷肝肾之源！"所谓"双目红筋缠绕，舌焦唇红，喉痛。上腭烂，口烂"，判为"一派虚火上炎之象"，当指阳虚上浮之阴火，非谓阴虚之火。虽然，阴火亦是虚火之一种，究竟不同于阴虚之火，不可混淆。再看乌梅丸除黄连黄柏外，姜桂椒辛附子皆为热药，多于阴药，治此阴火遗精，确实巧妙，聊备一格，供人参考。

十三、腰脚挛痛

甘草附子汤／真武汤

陈村余某，以果园为业。其妻患腰痛，脚拘急，痛甚，筋脉抽搐。余某背负之而出，延予调治。予断为风湿病候之剧者。症由风湿相搏，以甘草附子汤大剂，日夜各一。后以真武加入桂枝、北细辛，10余剂而愈。

十四、足心痛

真武汤

龙田坊吴某，中年人，患脚板底痛，不能履地。面白，唇舌白，胃纳减少。屡医不效，因就诊于予，问其有花柳余患乎？曰：前治花柳，服清凉败毒剂，今则痊愈矣。予曰：足心为涌泉穴，是肾脉所发源者。肾败则痛，不能履地也。先以真武汤加茵陈，令其余邪从小便而解。继以真武，连服10余剂而愈。

评析：揣摩黎氏问病人"有花柳余患乎？"之意，是考虑到脚板底痛或因花柳余患所致，得知"前治花柳，服清凉败毒剂"，方悟伤于寒凉，"肾败则痛"。虽然"今则痊愈"，犹加茵陈，"令其余邪从小便而解"。

十五、阴疽

真武汤加味

（1）雇工房某，忽一日，不能行动。其左膝之后，结一大疽，敷药无效。余曰："此系大症。"怜其贫困，赠以真武汤，加大温之药研末，以姜葱汁煎敷之。数日，气化脓尽而平复矣。

> 评析："外治之理即内治之理，外治之药即内治之药，所异者法耳"，外治宗师吴师机之语竟在此案中找到注解，为扶阳法别开法门。黎氏所谓"大温之药"未指何品，据云："当时所用的大温之药一般为四生散（生南星、生半夏、生川乌、生草乌），录出供读者参考。"（《广州近代老中医医案医话选编》）

（2）上搭手：冯某小孩，家境贫极。生阴疮在背项之下，大如鸭蛋。浑肿无头，皮色不变，余断为阴疽——上搭手也。以三生料加玉桂、北细辛等为散，煎敷，稍愈。孰料其父母为旁人所惑，杂以他医医治，疽穿痛甚，复来求余。嘱仍用前药外敷，而内服真武加味，数剂而愈。

> 评析：此案亦用外治法，三生料不知是否为三生饮？即生川乌、生附子、生南星和木香，留待高明识之。

十六、月经过多

四逆汤加蕲艾、赤石脂

医生潘少干最折服我之医学也，其妻常患月经多来，头眩心悸，面无华色。补气补血之药屡服罔效，延予往诊。至其诊所病人已满，遂登楼诊之。其脉沉微，先以大剂四逆加蕲艾，并以赤石脂入煎。服数剂，经水始断。续予真武汤加蕲艾，渐趋强健焉。

> 原按：夫以经方劫药，起沉疴于瞬间；姜附峻剂，回衰赢于反掌，益证长沙之术，体实而用玄，事有征验，非好大喜功之谋也。邵餐芝曰："妇人病后，脉弱则用真武汤加薯蓣。其茯苓、半夏皆重至二两，薯蓣重至四两，附子重至五钱。服后瞑眩者达半日许。每任重剂，见者咋舌，然皆复杯取

效！余乃亟叹经方功用之神奇，岂金元诸家与夫吴下派所能梦见万一者？"此言盖针对时医不尊仲景，而转视长沙之门为畏途者而发，非欲黜时方于不用也。

❧ 易 巨 荪 ❧

易巨荪（? —1913），原名庆堂，号巨荪，亦作巨川，广东鹤山县人。出身医药世家，"弱冠受先大父庭训，即嗜读神农、黄帝、扁鹊、仲景诸圣之书。然《伤寒》《金匮要略》有体有用，尤极心摹力追。"与陈英畦（伯坛）、黎庇留、谭肜晖一起并称为"四大金刚"，为岭南伤寒四大金刚之一，时人认为"易公善用经方，议论之超脱，盖学有溯源也""其运用经方比之英、庇两公更为灵活"，可谓确评。著有《集思医编》《集思医案》，后书于 1894 年付梓，并有手抄本传世，世人认为"兹集中病证治法运以精思，按合经义，唯成切实不尚浮华"。本节即采自该书。原书各案无标题，编者据案拟定标题。

一、发热

二加龙骨汤

甲午十月，从堂弟庆铜患伤寒，往来寒热，头痛腰痛，口苦渴。其意以为房劳伤寒，生食草药二服，触发平日痰喘咳，气逆不得卧，寒热仍在。予拟小青龙汤，以能驱外邪而治内饮也。喘咳已平，唯午后微有寒热，汗出即退，无头痛、口渴诸症。予曰："此乃假热，宜导之归原。"二加龙骨汤，一服即退。

越数日，又复见寒热，再投二加龙骨汤，不瘥，热益甚。谛思良久，乃悟曰："此症初起往来寒热，病在少阳，今寒热退而复发者，是少阳之枢欲出而不能出也，宜助其枢。"拟柴桂合汤去黄芩，重用防党，加生北芪 5 钱，一服寒热退去，唯夜间仍有汗，再投二加龙骨汤 2 剂收功。

二、疟疾

二加龙骨汤

疟疾一症不外少阳治法，亦不外小柴胡。视其寒多热多加减，三发后加常山以驱之，此常法也。然亦有久病责之少阴太阴者。

癸巳十月，顺德何某，粤省瑞和祥。患疟疾过服攻伐，二月余不愈，胃口日损，形容憔悴，六脉微弱。每日午后先由背冷，旋而遍体毛窍洞开，寒冻异常，少顷乃热，汗出即退。夫背为阳中之阳，背寒已有阳虚之兆。仲师有附子汤治背恶寒法。因思此症有热，附子汤未尽中肯，改用二加龙骨汤，三服痊愈。此责之少阴者也。

老城黄某，患三阴疟，三日一发，热少寒多，食少神倦，月余未愈。予拟补中益气汤加常山叶酒炒五服，痊愈，此责之太阴者也。

三、失眠

二加龙骨汤

又同邑李次帆茂才，亦同窗。夜不得睡，心烦汗出，饮食无味，形窍憔悴。予初拟酸枣仁汤，从肝着眼，以人寤则魂寓诸目，寐则魂归诸肝也。不瘥。改用引阳入阴法，用二加龙骨汤，五服痊愈。以昼为阳，夜为阴也。

> 评析：本方乃桂枝加龙骨牡蛎汤去桂枝，加白薇、附子，曰二加龙骨汤，《小品》云：治虚弱浮热汗出者。朱卓夫亦有类似经验：阳气不得入于阴致阴虚失眠盗汗，用附子以为补阴响导，从阳引阴，每用二加龙骨牡蛎汤加枣仁、浮小麦。

四、眩晕

四逆汤/真武汤

龙中陈硕泉，友人黄贡南岳父也。年六十，体颇壮。初患足肿，服寒凉攻伐过度。甲午十月忽见头眩，心悸，呕逆，水浆不得入口，气上喘不得卧，手足厥冷，汗出。延予诊视。

予察其色则青暗无神，诊其脉则似无似有，纯阴无阳，病甚难治。姑以大剂四逆汤救之，手足略温。再投真武汤加吴茱萸汤，气顺呕止。翌日即能行动，食亦微有味。

> 原按：座中有同族者，奔走趋承，谓其平日壮实，不宜热药，即主家请某世医即医罗孝廉者。某医谓病在肝，不在肾，用一派疏肝活血之药，一服气喘，再服呕，三服手足冷，汗不止而死矣。仲师云："委付庸医，恣其所措。"陈修园先生云："医家苦于不知病，病家苦于不知医，危哉。"

五、胸痹

当归四逆汤

辛卯五月，欧宅有一妾患心痛，每痛则周身振动，昏不知人，牙关紧闭，手足冷，且平日身体甚弱，胃口不佳，食物常呕，遍延医家多用补药，间有用桂等，俱未获效。

老友荐予往诊。予曰："此非心痛，乃包络痛矣。心包主血，亦主脉，血脉不流通故痛不知人；不流行于四肢，故振痛逆冷。心包乃火穴，虽其人弱，附桂仍非所宜。"拟当归四逆加吴茱萸生姜汤再加苏梗小枝原条不切，二服痊愈。

> 评析：此案"心痛，每痛则周身振动，昏不知人"，易氏诊为心包络痛，且"心包乃火穴，虽其人弱，附桂仍非所宜"。拟当归四逆加吴茱萸生姜汤加苏梗，二服痊愈，疗效明确，为此病辨治独特之处。

六、下利

1. 四逆汤

高要吴太史秋舫，品学俱优，虽登科名，仍是儒生本色，书法尤超。癸巳八月，其幼子初得外感，发热恶寒，下利。适予入闱，某医用儿科套药，寒热仍在，下利至日十余行，呕逆。

予甫出坊，即延予诊。指纹青暗，面舌皆白，准头亦青。予曰："下利呕逆，里寒已见，虽表证未解理宜温里。"拟四逆汤一服，不瘥，附子用至四五钱，日三服，呕利乃止，是日附子一两有奇。夫以数月小儿分量如许之重，闻者莫不咋舌，而秋舫则笃信不疑。作者难，识者亦不易也。

> 评析：《伤寒论》91条："伤寒，医下之，续得下利清谷不止，身疼痛者，急当救里；后身疼痛，清便自调者，急当救表，救里宜四逆汤，救表宜桂枝汤。"
>
> 372条："下利腹胀满，身体疼痛者，先温其里，乃攻其表；温里宜四逆汤，攻表宜桂枝汤。"易氏本案即遵经文，"虽表证未解理宜温里"，径用四逆汤。"一服，不瘥，附子用至四五钱，日三服，呕利乃止，是日附子一两有奇。"认证即明，若未效，附子加量至"一两有奇""以数月小儿分量如许之重，闻者莫不咋舌。"确显火神派风格。

2. 生姜泻心汤

癸巳六月，龙津桥梁氏有一女，患下利，日十余行，原谷不化，甚似脏寒，医者多用参术，下利愈甚，夜则龂齿有声，或心烦不得眠。

延予诊视，察其神色不甚倦怠，举动如常人，唯胃口少减，形貌略瘦。每下利，腹中沥沥有声。予曰："腹中雷鸣，下利谷不化，仲师责之水气。"拟生姜泻心汤一服利止，复进黄连阿胶汤，是夜即熟睡，无复龂齿矣。

七、便闭

1. 四逆汤

内侄梁竹芫，儿科中五世业医者也，少年身甚弱。辛卯八月，偶食生冷，腹痛，大便不通，不食不卧，苦楚异常，晚上尤甚。本人欲通大便，拟食下药。予察其神色青暗，舌滑白，脉细小，断为冷结关元。投以四逆汤，数剂而愈。

评析：此案腹痛便秘，苦楚异常，以其神色青暗，舌滑白，脉细小，断为冷结关元，径投四逆汤，"治之但扶其真元"，数剂而愈。

2. 大柴胡汤

李藻香宿学，予少年同砚友也。戊子四月，其庶母患伤寒，午后微恶寒，旋发热，热甚则谵语，口苦渴，心下急，作呕，大便不通。某医拟承气汤，未敢服。延予相商，予曰："此病在少阳之枢，与阳明潮热谵语、不恶寒反恶热胃家实不同，承气汤非所宜。"以大柴胡下之，一服即愈。夫同一下法，柴胡、承气有毫厘千里之分。

评析：易巨荪曰："夫同一下法，柴胡、承气有毫厘千里之分。"承气剂为应对阳明胃家实所设，大柴胡汤则为少阳郁热壅实而拟，本案口苦渴，作呕，大便不通，符合大柴胡汤证。

八、腹痛

1. 通脉四逆汤加白芍

友人黄贡南，番禺积学士也。乙酉九月患腹痛，每食甜物少愈。医者以为燥也，用甘润之药不效。旋用下药，痛益甚。

延予诊视，六脉细小，喜按、口淡、倦怠，断为寒证。投以理中汤加木香，旋止旋发，夜间更甚。予曰："夜为阴，阴寒盛，夜间痛更甚也。"用通脉四逆汤加白芍十余服痊愈。

> 评析：此案腹痛，先"投以理中汤加木香，旋止旋发"。以"夜为阴，阴寒盛，夜间痛更甚也"为辨证眼目，专力扶阳，用通脉四逆汤加白芍而愈，值得揣摩。

2. 真武汤

甲午二月，举人吴赞迁，其庶母患腹痛，头眩、心悸、食少倦怠。初起黎庇留秀才诊视，投以真武汤而愈，后复发。又延予诊，主治与庇留相同，遂守服数十剂而愈。

此症若在他人必死，喜凉恶温，吾粤积习。间有明理之士，知其为名医而信之，而其中强不知以为知之，亲友素称"果子药"之先生，不目之为板，即目之为偏，"偏板"二字中于心胸，病轻易愈者，犹可笃信不疑；病重难愈者，势必转而之他矣。后医遂反前医之案，或病机将愈则以搔不着痒之药居功，或败于垂成仍诿于从前之误。此名医所以得谤，俗医所以得名也。吴孝廉能择医，文即次宋，又喜读医书，会悟有得从中力赞之，故始终不移，卒收全效。

九、腹胀

大黄甘遂汤

河南永发店，予先人旧日所做生理也。癸未六月，有店伴陈姓者，其妻患产难，二日始生，血下甚少，腹大如鼓，小便甚难，大渴。医以生化汤投之，腹满甚，且四肢头面肿，延予诊视。不呕不利，饮食如常，舌红黄，脉滑有力，断为水与血结在血室。投以大黄甘遂汤，先下黄水，次下血块而愈。

主家初亦疑此方过峻，予曰："小便难知其停水，生产血少知其蓄瘀，不呕不利，饮食如常，脉有力知其正气未虚，故可攻之。若泥胎前责实，产后责虚之说，延迟观望，正气即伤，虽欲攻之不能矣。"主家坚信之，故获效。

十、衄血

当归补血汤加鹿茸

乙酉四月，南海李总戎斌扬之妻患头痛。每痛则头中隐隐有声，即有血从鼻中流出，精神颓，肌肉瘦。诸医用祛风活血之药，愈治愈甚。延予诊视，适座中有一老医，谓其脑下陷，例在不治。

予笑而不答，许以 15 日愈，病家未之深信。然素慕贱名，亦姑试之也。予用大剂当归补血汤加鹿茸数两，如期而愈。盖督脉从腰上头入鼻，又主衄血，故重加鹿茸以治督脉，不似他方之泛泛，故奏效也。

十一、吐血

旋覆代赭石汤/柏叶汤

同邑吕叔骏明经，通医学。其长女适郑孝廉玉山之子，丙戌五月在娘家，忽患吐血，每吐则盈盆盈斗，气上冲不得息，眩晕，无胃，举室仓皇，其三婿梁镜秋茂才荐予往诊。

予曰："冲任脉起于血海，挟脐而上，冲气上逆故血随而上逆也。"拟旋覆代赭石汤以炮姜易生姜，以五味子易大枣，嘱其连服 2 剂。复以柏叶汤 1 剂睡时先服，是晚气顺血止。

> 原按：吕六吉之妻，丙戌十月，偶食寒凝，心下痞硬，气上冲作呕，亦以旋覆代赭石汤，重用生姜、半夏获愈。

十二、便血

白通汤、吴茱萸汤/理中汤

新会谭国平，李受天孝廉表亲也。庚寅七月，患便血。每天便则血出如注，面色舌色皆白。精神疲倦，脉微，无胃。断为气不统血，以理中汤加蕲艾、石脂，嘱其守服。

唯求效太急，旋即更医。某医用血门通套之药，以黑止红，多用炭药，又夹入凉品，血即止。医家、病家栩栩然，以为得计也。曾不旋踵，头痛如刺，大暑天时着棉衣仍见冷，手足振动，日不能食，夜不能卧。胸中痞塞，若有石在其中，呻吟之声闻于邻近。复延前医，束手无策，嘱其办后事矣。

李受天老友念其戚谊，且属贫苦，强予为他调治。予与受天昆仲交好，不可推却。甫入病者之门，即嘱其以生姜磨糊煮熟烫头。随即拟白通汤、吴茱萸汤以救之，是日循服二汤，头痛乃减。再以理中汤加炮姜、蕲艾、鹿茸十余服收功。

原按：此头痛为有阴无阳，如日沉海底，治之稍缓即死。张隐庵前辈论之最详。

十三、尿血

附子理中汤加蕲艾、赤石脂

南海洲村李香泉，李藻香老友同族也。壬辰六月，其妻患小便不利，每小便后若有物阻塞，刺痛异常，腰痛，目眩。同村老医主用猪苓、木通、滑石等利水之药，痛愈甚，且增出小便血一症。又变利水为凉血，如生地、桃仁、红花、牛膝等，出入加减，连服数日。向之目眩者，转而为昏不知人，便血者转而吐血矣。来省延予往诊。

予曰："膀胱为水腑，肾为水脏，均主小便。但腰属肾部，腰痛小便不利宜责之肾，不宜责之膀胱。前医用利水药过多，伤其肾气，故增出诸种险症。"以大剂附子理中汤加蕲艾、炮姜、赤石脂、五味子，日三服，吐血便血皆止。再以真武汤加龙骨、牡蛎，小便如常，不复痛楚，眩晕亦止。计附子已一斤余矣。

癸巳七月，其母患伤寒少阳病，往来寒热，心胸满，喜呕，不能转侧，大便不通，口苦渴。又延予诊，以小柴胡1剂，大柴胡1剂，病已减去八九。适予有事出省，病复发，予再往诊，病已由少阳传阳明，潮热，腹满痛，汗出，微有谵语。初服小承气汤1剂，不差，再服大承气1剂而愈。村中人均以为神奇，因年老者用硝黄，年少者用姜附也。

评析：此案扶阳治本用附子理中汤，止血治标用蕲艾、炮姜、赤石脂、五味子，选药精当。

十四、崩漏

1. 附子理中汤加蕲艾、赤石脂

同邑施澜初明经，名士也，与予交最厚。虽不知医，然闻予谈及仲师之理则鼓掌称善。亲友有病，力荐延予诊视。

其妾于癸巳岁患有月事下陷，适在乡中，故得病数十日始延予诊。头眩心悸，腹满，六脉小弱，断为阳虚阴走。投以附子理中汤加蕲艾、炮姜、石脂、鹿茸数剂即止。药力稍缓又即发，若连日不服药，则子午时大下。时医有谓宜清宜通者，澜初不屑也。守服前方，日二服，附子食至两以上，血虽止，仍服药不辍，卒收全功，然药已百剂有奇矣。澜初惟知予深，故外议无从而入。该妾亦聪明，善体澜初意，故服药不辞。其殆相得益彰乎？

后甲午岁，因省会疫症流行，其婢又起核，虽无妨碍，未免惊恐，遂返乡。未久即吐血，来省调治，在船中又感冒，变为疟疾。予以小柴胡汤治疟疾，去生姜、大枣加炮姜、五味子以治血，三服血疟俱止。是时头绪颇繁，而予一方加减统治之，所谓一方而两握其要法也。

评析：俗医治崩漏，多从血热或阴虚火旺，迫血妄行着眼。无怪乎本案"时医有谓宜清宜通者"也。易氏凭"头眩心悸，腹满，六脉小弱，断为阳虚阴走"，附子用至一两以上，且日服2剂，服药百剂，卒收全功。

2. 真武汤

内兄梁瑞阶，世医儿科巨擘也。妻马氏患漏下，日投芎归俱未获效。痰喘咳逆，手足面目微肿，畏寒作呕，无胃，四肢沉重，不能自支，脉细滑。予曰："此阳虚水寒用事，阳虚阴必走，故漏下。"用大剂真武汤，照古法加姜辛味，以温寒镇水止咳，再加吴茱萸以治呕，石脂、蕲艾以固血，一日二服。再用白术2两、生姜1两浓煎代茶，10余日痊愈。

原按：或曰："病在漏下，有形之血当用有形之药以补之，地黄芎归胶芍在所必需，何以先生舍而不用？"予曰："人身一小天地，天统地，阳包阴，此症气不统血，即阳不包阴之义也。且又见恶寒，咳喘呕肿，诣阴证，再用滋阴之药，阴云四布，水势滔天而死。唯温其阳气塞其漏，俾阳气充足得以磨化水谷，中焦取汁奉心，化赤成血，此即补火致水之义，道理最精，今人不讲久矣。"

十五、产后虚证

真武汤加味

老友李受天孝廉，文章学问少年已自不凡。庚寅五月，其妻张氏未足月生产，血下陷，咳呕，痰多，眩晕，心悸，无胃。予与黎庇留茂才合诊，以大剂真武汤加吴茱萸、蕲艾、半夏，日二服，病少减。

其外家再三荐医，如某寺之和尚亦在其列，受天聪明，知予等最深，婉辞谢去。再服前药，卒收全效。其初外家议论甚多，其后复称道受天有胆识，乃知破除情面正所以存情面也。

十六、产妇郁冒

小柴胡汤

丙戌岁，同邑吕少薇之妻，生产后数日，大便难，呕不能食，微眩晕。医者用补药未效。延予诊视，主以小柴胡汤，柴胡用至八两。举座哗然，以为服此方必死。少薇之叔吕叔骏，知医道，力主服予方。谓古人治产妇郁冒原有是法，一服即愈。

十七、热入血室

1. 小柴胡汤

曾小文之妻吕祖贻，明经之岳母也，平日微有痰咳病。庚寅十二月，复得外感发热恶寒，月事适来，口苦，咽干，胸胁满痛，不能转侧，且触动平日痰喘，气上逆不得息。医者见其气喘，俱用苏子、半夏、沉香、陈皮、北杏一派化痰降气之品，病者愈见焦灼，且发谵语如见鬼状。是日又值大寒节，举室仓皇，欲办后事矣。

祖贻荐予往诊。予曰："痰喘乃是宿疾，外感乃是新病。宜先治新病，愈后方可治宿疾。"今发热恶寒，经水适来，外邪乘虚入血室，故有谵语如见鬼状诸症。以古人治热入血室法，以小柴胡汤治之，三服后外症已愈，然后以桂苓甘术、姜辛味夏治痰喘收功。

2. 大柴胡汤

老友李绮珊茂才，积学中人，亦医学中人也。辛卯六月，妾吕氏月事后，少腹痛，午后寒热往来，约有两时之久。唯寒热甚微，病者不觉其苦，医者亦不觉其病情之在是也。或清或温，俱未获效。痛发则苦楚呻吟，几于昏不知人，延予相商。予曰："月事后腹痛且有寒热，其为热入血室无疑。"投以大柴胡汤，2剂痊愈。因有便闭，故用大柴胡。

其太夫人亦腹痛，手足冷汗出，予与黎庇留茂才同诊。投四逆汤数剂汗止，手足温，然后腹痛渐愈。可知心腹诸痛，有寒热虚实不同。时医每以甘芍汤为治痛通剂，其不杀人者，几希矣。庇留以孝生员兼大国手，精伤寒金匮，为吾粤诸医之冠，厥后善悟。此二君者与予为心性之交，每于灯残人静、酒酣耳热之际，畅谈灵素论略之理，意思层出，足以补前贤所未逮。吾粤医风最陋，挽狂澜于既倒，作砥柱中流，与二子有厚望焉。

➳ 参考文献 ➳

［1］唐步祺. 郑钦安医书阐释［M］. 成都：巴蜀书社，1996.

［2］张存悌. 中医火神派探讨［M］2版. 北京：人民卫生出版社，2007.

［3］张存悌. 火神郑钦安［M］. 北京：中国中医药出版社，2013.

［4］吴佩衡. 吴佩衡医案［M］. 昆明：云南人民出版社，1979.

［5］吴佩衡. 麻疹发微［M］. 昆明：云南人民出版社，1963.

［6］张存悌. 吴附子——吴佩衡［M］. 北京：中国中医药出版社，2016.

［7］范中林. 范中林六经辨证医案选［M］. 沈阳：辽宁科学技术出版社，1984.

［8］唐步祺. 咳嗽之辨证论治［M］. 西安：陕西科学技术出版社，1982.

［9］萧琢如. 遯园医案［M］. 长沙：湖南科学技术出版社，1960.

［10］赵守真. 治验回忆录［M］. 北京：人民卫生出版社，1962.

［11］戴丽三. 戴丽三医疗经验选［M］. 昆明：云南人民出版社，1979.

［12］巨邦科. 擅用乌附——曾辅民［M］. 北京：中国中医药出版社，2013.

［13］黎庇留. 黎庇留经方医案［M］. 北京：人民军医出版社，2008.

［14］易巨荪. 集思医案. 1894年印行.

［15］张存悌. 霹雳大医——李可［M］. 北京：中国中医药出版社，2016.

［16］张存悌. 火神派诊治十大慢性病［M］. 沈阳：辽宁科学技术出版社，2018.

［17］张存悌. 火神派温阳十法［M］. 沈阳：辽宁科学技术出版社，2020.

［18］张存悌. 火神派示范案例点评［M］. 北京：中医药出版社，2020.

［19］张存悌. 经典火神派临床心悟［M］. 北京：中医药出版社，2022.